馬王堆出土文献訳注叢書

五十二病方

馬王堆出土文献訳注叢書編集委員会編
小曽戸洋・長谷部英一・町泉寿郎著

東方書店

五十二病方 ❖ 目次

解題　iii
凡例　xi
本文目次　1

五十二病方……3

附録
訳注本・中国本の対経表　*32*
一字索引　*1*
折込み図版二枚

解題

馬王堆漢墓は一九七二年末から一九七四年にかけて発掘・整理され、三号漢墓からは多くの医学関係の帛書竹簡が出土した。

そのうち『足臂十一脈灸経』『陰陽十一脈灸経』『脈法』『陰陽脈死候』の釈文は『文物』一九七五年第六期、『五十二病方』の釈文は『文物』一九七五年第九期に発表された。いうまでもなく、簡体字の横書きである。これらは若干の補訂を加えて、一九七九年一一月に文物出版社から『五十二病方』と題して出版された。この書は一年後に日本に輸入された。日本でこれらの医書に注目した京都大学人文科学研究所の科学史研究班は、『新発現中国科学史資料の研究・訳注篇』という書にその釈文・注解を収載して出版した（奥付には一九八五年三月三〇日発行としてあるが、実際の刊行はもっと後である）。この書には京都大学人文研独自の見解もあるが、いかにせん、原文は中国発表の簡体字版に拠っているので、不完全なものであり、基本的に簡体字版を越える資料とはなりえなかった。

同じ一九八五年三月、ついに医学帛書を収載した決定版『馬王堆漢墓帛書〔肆〕』が中国から刊行された。日本の書店に入荷したのは約一年後であった。この書は写真版と繁体字の縦書きの釈文を収録したもので、写真版が不鮮明であるのは残念であるが、釈文に繁体字が用いられているのは幸であった。写真版・繁体字釈文の公表を待たずして行われた京都大学人文研の研究書出版は、いささか拙速の感をまぬがれない。

私共は池田知久氏の要請によって一九九七年より『五十二病方』の本格的な解読に取かかったが、中国の発表した写真版には不審な箇処がいくつもあることに気付いた。この帛書は折り畳まれていたというが、具体的にどのように折り畳まれていたのか。折り畳まれていたのなら、周囲から腐蝕していくはずであるが、それにしては中国発表の一三八〜一四九行や二九八～三〇三行などの断片は不自然である。また「附残片四張」の存在も奇妙である。中国の写真の配列には誤りがあるのではないか。この本はいったいどんな構造の書物であったのかをまず復元することが必須で、それなくしてこの書の釈文を行うことには無理があると私共は考えた。

どうすればよいか。よく見ると多くの帛片には、重なりあっていた相手の帛の字の墨が鏡文字として写っている。これを徹底的に調査し、解析すればこの書の形態がわかるのではないか。こうして検討すること五年。二〇〇二年の初めに至りようやくこの書の構造の謎を解き明かすことができた。以下その結果を示す。

前記『馬王堆漢墓帛書〔肆〕』巻頭の「出版説明」によると、『足臂十一脈灸経』、『陰陽十一脈灸経』甲本、『脈法』、『陰陽脈死候』、『五十二病方』の五種の医書は合わせて一巻の帛書であり（五種合為一巻帛書）、高さ（縦）約二四センチメートルの半幅の帛で、埋蔵時は畳《たた》んで三〇余層になっていたという。また同書に先行する馬王堆漢墓帛書整理小組『五十二病方』（文物出版社・一九七九年一一月）では全長四三〇センチメートルといい、馬継興『馬王堆古医書考釈』では高さ二四センチメートル、寛さ四五〇センチメートルという。しかし私共の新知見は次のようである。

これら五種の医書はもと巻末折込みに示すような二枚の帛書に書かれていたものである。帛の大きさは第一帛、第二帛とも、それぞれ縦約四八センチメートル、横約一一〇センチメートル。それぞれ横半分に二つ折り、縦を八つ折りにし、各一六頁、計三二頁である。帛には片面に文字が書かれている。埋蔵時は二枚の帛の文字が書かれていない側を背中合わせにし（第1頁の裏に第32頁の裏を合わせ、第9頁の裏に第24頁の裏が合わさる）、これが第一帛は内折りに、第二帛は外折りの状態で、埋葬時ちょっとしたきっかけで、やや変則的に畳んであった（図1参照）。したがって二〇〇〇年余りの間に文字のある側どうしは鏡文字として写りあった。第一帛では頁数の、3―14、4―13、5―12、6―11、7―10、8―9、第二帛では頁数の18―21、19―20、22―23、25―26、27―28、29―32、30―31が互いに写り合っているのはこういう理由であり、またこの写り具合の検討からこそ、これらの事実を考定しえたのである。実際の本の読書時には折本（帖帳）のかたちで使用されていたものと推定される（写真1）。

図1　帛書の畳み方

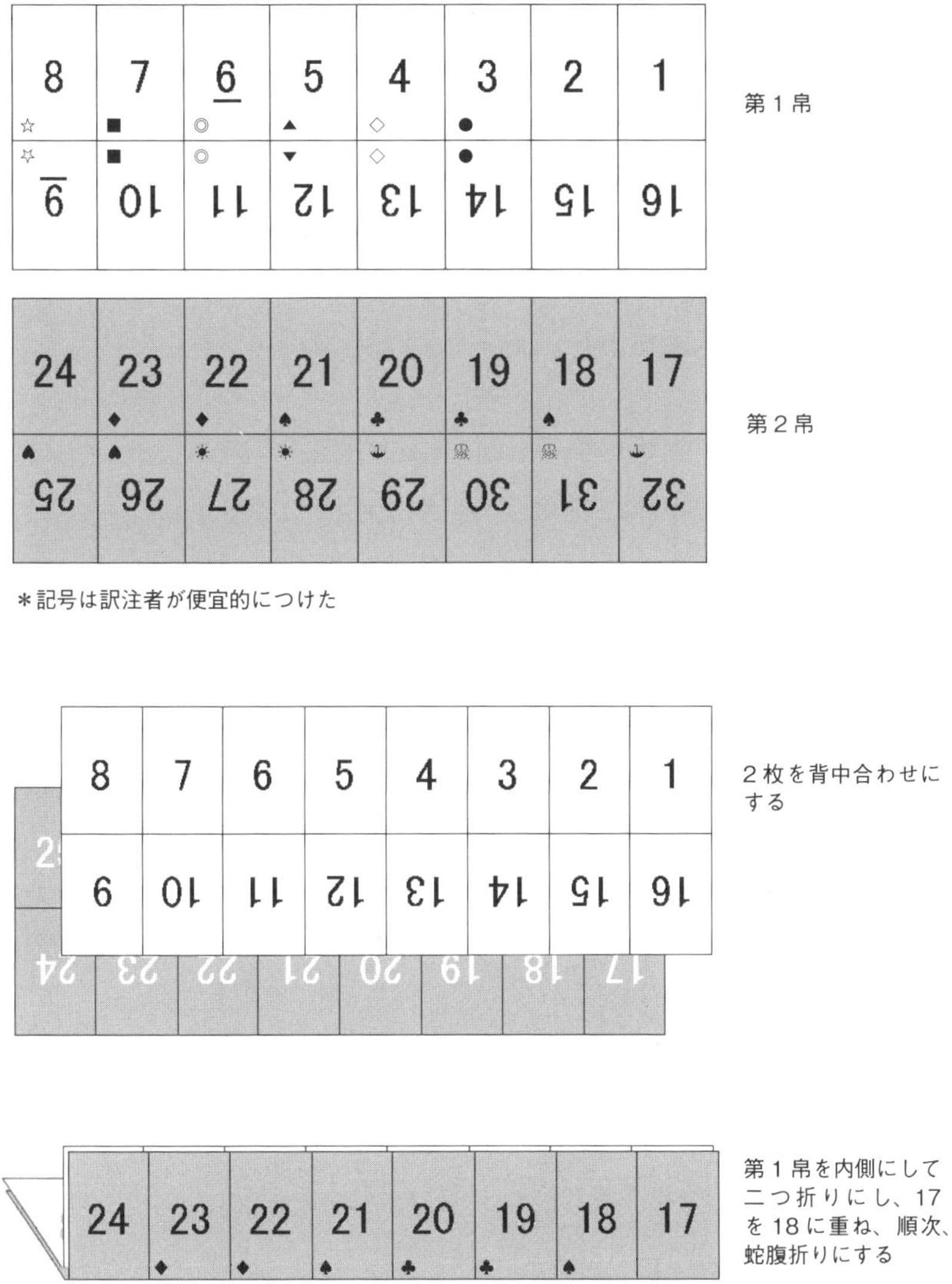

＊記号は訳注者が便宜的につけた
２枚を背中合わせにする
第１帛を内側にして二つ折りにし、17を18に重ね、順次、蛇腹折りにする

注）本来の蛇腹折りであれば番号順に17-18、19-20、21-22、23-24が重なり合うが、変則的な畳み方（同じ記号の頁が重なるように畳まれた）であったため、18-21、22-23が重なり合い、お互いに鏡文字として写りあった（29-32、30-31も同様）。

上記の事実を認識すれば、復元の精度は大いに高まり、中国側の復元の誤りを正すことも可能である。以下、考証の結果を頁順を追って要点を解説する。

第1頁・第2頁には元来、文字は書かれていなかった。おそらくは書物の扉というべき性質の部分であろう。しかし、本文が書かれたのち、しばらくして（数年〜数十年といった単位であろう）、第32頁終り五行分の余白から付方が追記され、その続きが回ってこの第1頁・第2頁の余白を利用して書き込まれていったものと考えられる。『五十二病方』写真版残片の付方に相当すると思われる残片7〜19の多くがここに位置していたのであろう。これ以外に考えようがない。

第3頁は初めに四行分程度の余白をあけて、第一書の本文たる『足臂十一脈灸経』が書き始められている。『足臂十一脈灸経』は第4頁の末行まで、計三四行をもって書かれている。

第5頁の首行からは『陰陽十一脈灸経』（甲本）が書かれる。『陰陽十一脈灸経』は第6頁の一五行目まで、計三五行である。

第6頁の16行目からは『脈法』。第7頁の五行目まで、計一三行である。

第7頁の6行目からは『陰陽脈死候』。計四行。以下第7頁には一二行分程度の余白がある。

第8頁（中国写真版13頁）は『五十二病方』の目録（目次）というべきものである。一段一六行分、四段にわたって病名項目の記載がある。古

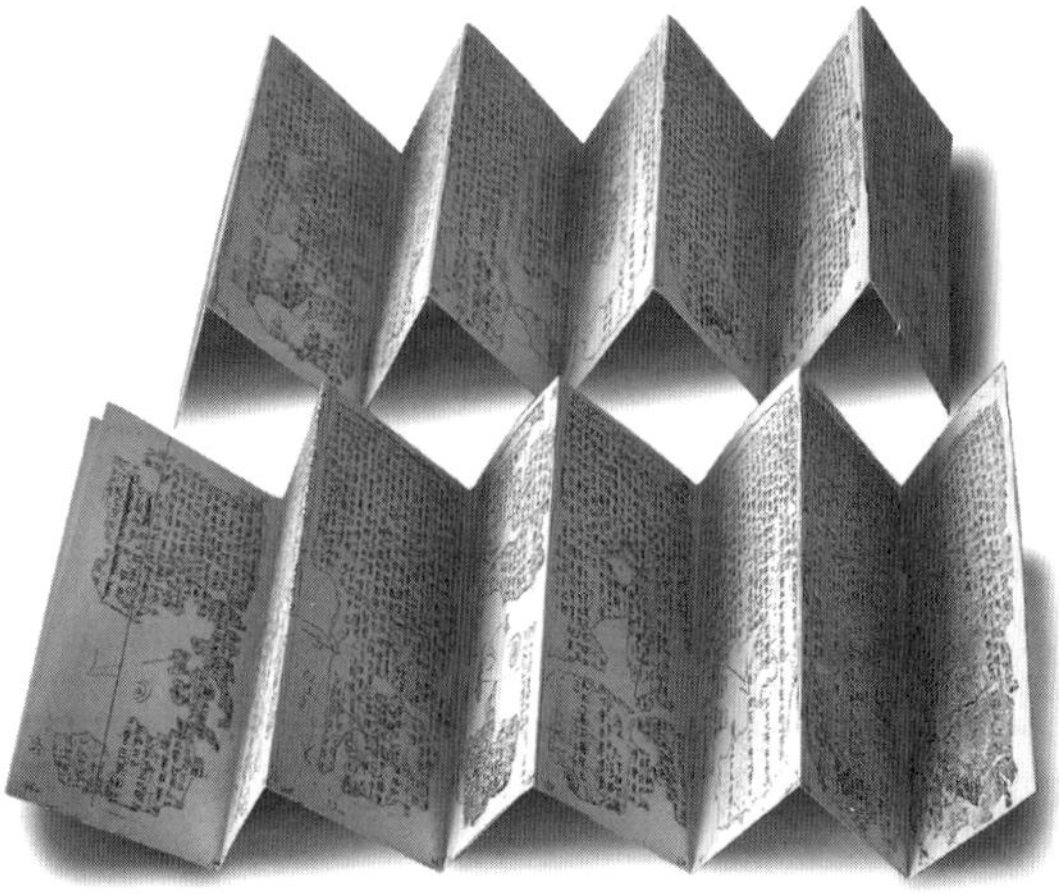

写真1　レプリカを折ったもの

典的な感覚からすれば段は縦に読んで行くのが中国式であるが、ここではむしろ現代的な感覚で横に読むように書かれている。このほうが読みやすいからであろう。この第8頁の損傷が激しいのは、帛書埋蔵状態の表層第二枚目に相当するからである（表層第一枚目に相当する第17頁は、後述のごとく零片を残して散佚）。

第9頁（中国写真版14頁）から『五十二病方』の本文が始まる。この頁、計一九行は全文「諸傷」である。

第10頁（中国写真版15頁）10行目までが「諸傷」。以下は「傷痙」。第10頁には『五十二病方』本文の第20行～第39行がある。

第11頁（中国写真版16頁）には『五十二病方』本文の第40行～第59行がある（以下、単に第幾行というときは『五十二病方』本文の行番をいう）。第45行からは「嬰児索痙」、第48行からは「嬰児病間」、第51行からは「嬰児瘛」、第56行からは「狂犬齧人」。

第12頁（中国写真版17頁）には第60行～第78行がある。第61行からは「犬筮人傷」、第66行からは「巣」、第68行からは「夕下」、第71行からは「毒烏豙」、第78行からは「𧒂」。

第13頁（中国写真版18頁）には第79行～第99行がある。第85行からは「蛭食」、第87行からは「蚖」。

第14頁（中国写真版19頁）には第100行～第118行がある。第102行からは「尤」、第112行からは「顛疾」、第115行からは「白処」。

第15頁（中国写真版20頁）には第119行～第137行がある。第132行からは「大帯」、第134行からは「冥病」、第137行からは「□蠸」。

第16頁（中国写真版21頁）には第138行～第157行がある。第143行からは「㾓」、第145行からは「人病馬不間」。本頁は中国写真版では上下に零片しかなく、中間の広い部分が欠損しているが、この中間部やや左寄りに、中国写真版38頁の最も大きな残片1が入ると推定しうる。中国写真版は第149行で終っているが、残片1は第152行まで該当するかと考えられる。本帛書の各頁平均行数はおよそ二〇行である。よっていま本頁にはさらに第153行～第157行の行番を想定し補入する（あるいは第137行と第138行の間に欠行があったかも知れない）。本頁は、埋蔵時に本帛書の裏層から三頁目のところに位置していたため断裂が激しく、中国側の修復の際、中間の断片は紛れて位置不明の残片とされてしまったのである。以下、中国写真版の行数番とは別に、われわれ編者ら独自の行数番を新定する（巻末「訳注本・中国本の対経表」を参照）。

第17頁。この第17頁は中国写真版に該当頁はない。しかし、前頁の第151行以下あたりから『五十二病方』目録所載の「人病□不間」「人病羊不間」「人病蛇不間」「諸食病」「諸□病」、そして「痓病」初めに相当する文章がかつて存在したと想定される。中国写真版38頁所載の残片2～残片6、あるいは中国写真版39・40頁へと続くその他零片の少なからぬ帛片がここに位置していたのであろう。いま通例にのっとり、第158行～第177行の二〇行分の行番を想定し、ここに補入する。この頁は畳み方の具合上、最表層に露出していたため腐蝕が激甚で、ゆえに散じて零片となったのである。残片の位置特定はそう容易とは思えない。後考をまつ。

第18頁（中国写真版22頁）には新定の第178行～第198行（中国写真版第150行～第170行に該当）がある。首文を欠く「痓病」の文章がある。

第19頁（中国写真版23頁）には新定の第199行～第218行（中国写真版第171行～第190行に該当）がある。前頁の「痓病」の続き。

第20頁（中国写真版24頁）には新定の第219行～第240行（中国写真版第191行～第212行に該当）がある。第219行は「弱□淪」、第220行は「膏弱」、第221行から「穜囊」、第223行からは「穨」。

第21頁（中国写真版25頁）には新定の第241行～第261行（中国写真版第213行～第233行に該当）がある。前頁の「穨」の続き。

第22頁（中国写真版26頁）には新定の第262行～第284行（中国写真版第234行～第256行に該当）がある。第265行からは「脈」、第267行からは「牡痔」、第276行からは「牝痔」。

第23頁（中国写真版27頁）には新定の第285行～第305行（中国写真版第257行～第277行に該当）がある。第293行からは「朐養」、第299行からは「雎病」。末尾第305行の上部の零片はあるいは前の第304行の首に相当する可能性もある。

第24頁に関しては中国側の修復判断には大きなミスがあり、中国写真版28頁と同29頁の両者がこれに相当する。すなわち中国写真版29頁の残片（中国写真版第287行～第295行）は中国写真版28頁の左下の空白部に位置させるべきものである。新定第315行～第323行はこの新知見によって嵌入した。残片の空行の様相からしてもこれは確実である。つまり、新定（以下、新と略）第315行は中国写真版（以下、中と略）第287行と第298行、新第317行は中第289行と中第299行、新第318行は中第290行と中第300行、新第320行は中第292行と中第301行、新第321行は中第293行と中第302行、新第323行は中第295行と中第303行に該当する。新第316・319・322行に中国写真版29頁の残片に該当する文字がないのは、中第298行と中第299行、中第300行と中第301行、中第302行と中第303行のそれぞれの行間に空行があるからである。本頁は該当帛書の畳みの裏面（最下層）にあたる。よって比較的腐蝕が進んでおり、またその位置関係からも、中国研究者の復元ミスを招く原因となったのであるが、この頁は別の帛書（おそらくは『胎産書』ではあるまいか）と重なっていたため、表面（第17頁）ほどには腐乱しなかったものと思われる。この頁は前頁の「睢病」からの続きである。

第25頁（中国写真版30頁）には新定の第326～第345行（中国写真版第304行～第322行に該当）がある。新第326行に関しては、中国写真版・釈文にはこの行はないが、写真を観察すれば明らかに存在すると認められるのでこの行番を設定した。第329行からは「□闌」。

第26頁（中国写真版31頁）には新定の第346行～第366行（中国写真版第324行～第344行に該当）がある。中国写真版には中第323行の行番が脱落している。これは本頁の右上の「一盤者」に与えられるはずの番号であろうが、前頁左端の「者靡□」の上に接合すべきものである。事実、両者の間にある「者」字が二つに割れているではないか。よって中第322行と中第323行は合して、前頁の末行新第345行とした。第348行からは「胻膫」、第352行からは「胻傷」、第359行からは「加」。

第27頁（中国写真版32頁）には新定の第367行～第385行（中国写真版第345行～第363行に該当）がある。末の第385行は「蛇齧」。

第28頁（中国写真版33頁）には新定の第386行～第406行（中国写真版第364行～第384行に該当）がある。首の第386行から「癃」、第402行からは「髤」。

第29頁（中国写真版34頁）には新定の第407行～第427行（中国写真版第385行～第405行に該当）がある。首の新第407行（中第385行）は現存しないが、中国釈文では次行の内容が条文文章の二行目であるらしいことから本行を想定したらしい。いまこれを是とする。第412行からは「虫蝕」。

第30頁（中国写真版35頁）には新定の第428行～第447行（中国写真版第406行～第425行に該当）がある。第430行からは「乾騒」、第441行からは「身疕」。

第31頁（中国写真版36頁）には新定の第448行〜第467行（中国写真版第426行〜第445行に該当）がある。第457行からは「□蟲」、第464行からは「魃」。

第32頁（中国写真版第37頁）には新定の第468行〜第484行（中国写真版第446行〜第462行に該当）がある。首の第468行から「去人馬疣」、第473行から第479行までは「瘖」で、この行にて『五十二病方』の本文は終る。

第480行から末尾にかけての五行は、これまでの『足臂十一脈灸経』以下の写手とは別人の手になる筆跡である。これはさきにも述べたとおり、余白を利用してのちに追記された付方である。むろんこの五行では書き切れず、第1頁・第2頁の余白に書き継がれていったのである。前述のごとく中国写真版41頁の残片群の多くが、第1頁・第2頁に位置していたものと考えられる。大きな片の位置はおよその見当はつくが、まだ確定するには至っていない。後考をまつ。


これまでの書誌学の定説では、絹の帛書は、木竹簡と同様、巻物であったとされる。紙も同じく何百年間は巻物形式で、のちに折本（帖装・法帖）となり、さらに旋風装→粘葉装→線装と発展していった。すなわち冊子本は後代に発明されたという。しかし、今回、馬王堆帛書の新知見によって、冊子本ははるか昔の戦国時代に存在したことが明らかとなり、従来の定説は覆った。このことは書誌学上、画期的な発見といえるであろう。

内容さえ読むことができれば、書物の体裁など、あまり問題にしないむきもある。しかしもとの体裁がわからなければ、復元・解読などとてもおぼつかない。この馬王堆帛書は改めてそれを強く教えてくれたのである。


（小曽戸洋）

凡例

一、本篇「五十二病方」は、中国湖南省長沙の馬王堆三号漢墓から出土した帛書のうち、中国の研究者によって『五十二病方』と命名される部分について、原文の翻字、釈注、訓読、現代語訳を行ったものである。

二、資料は、馬王堆漢墓帛書整理小組『馬王堆漢墓帛書〔肆〕』（文物出版社、一九八五年三月）に収める写真版を基本とした。また、同書所収の「釈文・注解」も参考にした。さらに湖南省博物館に所蔵される現物のカラー写真焼付を見て考定を行った箇処もある。

三、『五十二病方』は判明する限りでは四五の病目（病項）から成る。本書ではそれらに通し番号を付して項目とした。

四、次に原本どおりの各行の字詰めで、原文を翻字した。各行の首には全体を通しての行数番号を洋数字で示した。これらは編者らが新たに定めたもので、中国発表の写真版に付された行番には従っていない。詳細は解題を参照されたい。翻字にあたっては、できる限り正字（原則として諸橋『大漢和辞典』に準拠）を用いたが、正字にない文字は作字した場合もある。判読に推定を加えた文字は□で囲んだ。判読不能の一字は□とした。複数判読不能の文字は▭、▭、▭などとして示した。その長さはおよその字数分である。ちなみに中国発表の釈文にある□□□□□□などの字数は曖昧で、はなはだ正確さを欠く。

五、次に〔訓読〕の項を設け、和訓（読み下し）を示した。漢字は原文の翻字に準じて正字および作字したものを用いた。また通用字に置き換えが可能な文字は（　）内にそれを示した。判読不能の字句は……で対応した。本書『五十二病方』は欠脱文字が多く、和訓困難な部分、また解釈に苦しむ部分が少なくない。この和訓が必ずしも正しいと主張するものではない。

六、次に〔注釈〕の項を設け、原文の難解な字句について注釈を施した。原文の該当字句の右側に小さく（　）内に漢数字を付し、対応番号の条ごとに編者らの解釈を示した。この注釈においては、漢字は常用漢字にあるものはそれを用いた。

七、次に〔口語訳〕の項を設け、現代語訳を示した。ここでは〔注釈〕と同様、常用漢字にあるものはそれを用いた。〔訓読〕の場合と同様、解釈に苦しむ場合も少なくなく、この解釈が必ずしも正しいと主張するものではない。なお、薬名は原則としては、カキ（牡蛎）・ナツメ（棗）・アオイ（葵）のごとく訓が定着しているものは片仮名で記し、山椒（サンショウ）のごとく漢語の音読が名称として定着しているものは漢字で記した。しかしながら煩瑣と難読を極力避けて、原則にのっとっていない場合もある。薬名が特定できないもの、解説を要するものについては、すべて注に譲り、原文のまま、もしくは注を反映した漢語を記した。

八、原文の翻字、注釈にあたっては、凡例二に示した文献のほか、既刊の研究書、論文なども参考にした。特筆すべきものについては〔注釈〕の項に研究者の名前が挙げてある。先行の研究者の業績には敬意を表する。

九、本書の著者は、標題・奥付では小曽戸・長谷部・町の三名となってはいるが、ほかに北里研究所東洋医学総合研究所医史学研究部研究員の小林健二と天野陽介の両名が本書の研究・編集作業に従事した。ことに文字の電子入力にあたっては小林・天野の尽力によるところが大きい。

十、巻末には、原文の一字索引を作成して付した。これによって『五十二病方』に所出するすべての漢字（字句）を検索することが可能である。索引の作成作業は小林と天野が主事した。

五十二病方

本文目次

原文目録……3
一、諸傷……5
二、傷痙……19
三、嬰兒索痙……25
四、嬰兒病閒方……27
五、嬰兒瘛……29
六、狂犬齧人……31
七、犬筮人傷……35
八、巢……37
九、夕下……39
十、毒烏豙……41
十一、[疒+蠆]……45
十二、蛭食……48
十三、蚖……50
十四、尤……58
十五、顚疾……64
十六、白處……66
十七、大帶……71
十八、冥病……73
十九、□慰……75
二十、[疒+云]……77
二十一、人病馬不閒……79
二十二、㾓病……82
二十三、弱□淪……99
二十四、膏弱……100
二十五、穜橐……101
二十六、積……103
二十七、脈……120
二十八、牡痔……122
二十九、牝痔……126
三十、朐養……133
三十一、睢病……136
三十二、〔火〕闌……146
三十三、胻膫……155
三十四、胻傷……158
三十五、加……161
三十六、蛇齧……176
三十七、癰……177
三十八、髤……184
三十九、蟲蝕……189
四十、乾騷……195
四十一、身疕……201
四十二、蠱……209
四十三、鬾……213
四十四、去人馬疣……215
四十五、[疒+焉]……217
四十六、付方……220

目録

•諸傷
傷痙
嬰兒索痙
嬰兒病間（癇）
嬰兒瘛
狂犬齧人
犬筮（噬）人
巣者
夕下
毒〔烏家（喙）〕
⿸疒蠆（蠆）
〔蛭食〕
〔蚖〕
〔尤（疣）〕者
〔顛（癲）疾〕
〔白處〕
大帶
冥（螟）
□蠸者
□者
痃
人病馬不間（癇）
人病〔□〕不間（癇）
人病羊不間（癇）
人病蛇不間（癇）
諸食病
諸□病
癃病
弱（溺）□淪病
〔膏〕弱（溺）
〔穜（腫）〕橐
腸積（㿗）
脈者
牡痔
牝痔
朐養（癢）
雎（疽）病
〔□〕□
〔火爛者〕
〔胻膫〕
〔胻傷〕
〔加（痂）〕
〔蛇齧〕
〔癕（癰）〕
〔髤〕
〔蟲蝕〕
〔乾騷（瘙）〕
久〔疕〕
蠱
鬾
去人馬尤（疣）
治瘧
•凡五十二

一、諸傷

001 □□膏（一）、甘草（二）、各二、桂（三）、畺（四）、椒（五）□□

002 □毀一垸（六）音酒中、㱃之、日[參]㱃、以□[其]□

……膏・甘草各々《おのおの》二、桂・畺（薑）・椒……、一垸（丸）を音（杯）酒中に毀《くだ》きて之を㱃（飲）む。日に參《み》たび㱃（飲）み、以て其の……

【注釈】

（一）□——目録から推すに、この行の上の欠損部分の初めには「諸傷」の文字があったと考えられる。諸傷は各種の外傷（創傷）。

（二）甘草——『神農本草経』（森立之復元本に拠る。以下同）上品に収載され、「五蔵六府の寒熱邪気を治し、筋骨を堅くし、肌肉を長じ、力を倍す。金創、尰（腫）。解毒」（原漢文。以下同）とある。マメ科のカンゾウの根および匍匐茎が用いられる（他の薬物も同じく、五十二病方で用いられる薬物の基原天然物が何物であったかは必ずしも確定できないが、ここでは後世ないしは今日一般に用いられている天然物名を示す）。第23・303行にも見える。

（三）桂——『神農本草経』上品には「箘桂」と「牡桂」の二種が収載され、前者は「百疾を治し、精神を養い、顔色を和し、諸薬の先娉・通使を為す」、後者は「上気・欬逆、結気、喉痺・吐吸を治し、関節を利し、中を補い気を益す」という。クスノキ科のケイヒ（シナモン）の樹皮が用いられる。第261・277・287・299・317・323・372・463行にも見える。また第255行には「囷桂」（推定）が用いられ、養生方112行には「芍桂」が用いられる。

（四）畺——「薑」に同じ（その原字であろう）。乾燥品は「乾薑（畺）」、なま（無乾燥品）は「生薑」と称し、前者は『神農本草経』

中品に収載され、「胸満・欬逆上気を治し、中を温め、血を止め、汗を出し、風湿痺を逐う。腸澼下利。生のものは尤も良し。久服すれば臭気を去り、神明に通ず」という。ショウガ科のショウガの根茎。第299・303行にも見える。また第317行には「橿」、第394行には「枯畺」と記される。

（五）椒——『神農本草経』下品には「蜀椒」が収載され、「邪気欬逆を治し、中を温め、骨節皮膚の死肌、寒湿痺痛を逐い、気を下す」という。椒はミカン科のサンショウ類（一般には成熟果皮を薬用）をいい、蜀椒というのは秦椒に対してで、実が大きいからだという。第207・299・317・323行にも見える。

（六）垸——『周礼』考工記・冶氏に「重三垸」とあり、その鄭玄注に「垸は量の名。読みて丸と為す」とある。また『荘子』達生篇に「丸を二つ累ねて墜ちず」とあり、同じ話が『列子』黄帝篇にも載っているが、そこでは「垸を二つ累ねて墜ちず」となっている。垸は丸の意味であろう。

【口語訳】

一、諸傷

……膏と甘草をそれぞれ二、桂と薑と椒……、一丸にしたものを杯の酒の中でつぶして飲む。一日に三回飲んで、……

003 〔一〕□胊（一）、令大如荅（二）、即以赤荅（三）一斗并□復冶□

004 孰□其汁、汁宰皆索（四）、食之自次（五）解痛斬□

一に……胊を、荅《あずき》の如き大きさにせ令《し》め、即《すなわ》ち赤荅一斗を以て幷《あ》わせ……、復た冶《つ》く……孰《に》（熟）る……其の汁を……、汁・宰（滓）皆索《みなつく》す。之を食《くら》うに自《みずか》ら次《ほしきまま》（恣）にす。痛みを解《げ》すれば、斬……

【注釈】

（一）朐――朐は干し肉のことであるが、上部が欠損しているため不詳。

（二）荅――小豆（あずき）。

（三）赤荅――赤小豆（あずき）。『神農本草経』中品「大豆黄巻」の条に「赤小豆、水を下し、癰腫・膿血を排す」という。

（四）索――『春秋左氏伝』襄公八年の伝に、「悉く敝賦（わが軍隊）を索《つく》す」とあり、杜預注に「索、盡也」とある。

（五）次――「恣」に通ず。馬王堆から出土した『戦国縦横家書』（199～200）では、『戦国索』で「恣君之所使之」（趙四　趙太后新用事）とあるところが、「次君之所使之」となっている。

【口語訳】

別方、……朐を小豆大にして、すぐにアズキ一斗をいっしょに……、ふたたび撞き砕く。煮る……、その汁を……、汁と滓をいっしょに飲む。好きな時に飲む。痛みがとれれば、斬……

005　一、治[齊]□□淳酒（一）漬而餅之、煬瓦鬵（二）[炭]□□漬□

006　煬之如□[卽]治、入三指最、半音温[酒]□□者

007　百治。大□者八十、小者卌、治精。

一に、齊……を治《つ》き……淳酒《じゅんしゅ》もて漬《ひた》して之を餅《へい》にす。瓦鬵《がせん》を煬《あぶ》り、炭……漬……、之を煬《あぶ》りて……の如くし、即《すなわ》ち治《つ》く。三指最（撮）を半音（杯）の温酒に入れ、……者は百たび治き、大……なる者は八十たび、小なる者は卌たび、治き精《しら》ぐ。

【注釈】

（一）淳酒――水で薄めない純酒。醇酒・美酒・善酒も同じ。第141・204・287・318・320・432行にも見える。

（二）瓦鬵——陶製の蒸し器。馬王堆からは陶製の蒸し器と釜のセットが出土しているが、これについて遣策に「瓦朁甑」とあり、この「朁」は「鬵」のことだと考えられている。

【口語訳】

別方、斉……を撞き砕き、濃い酒に浸して餅形にまとめる。素焼きの大釜をあぶり、炭で……、……漬……をあぶって……のようにし、すぐに撞き砕く。三本指ひとつまみを盃に半分の温めた酒の中に入れて……、……者は百回撞き砕き、大きいものは八十回、小さいものは四十回、撞き砕いて精製する。

008 一、燔白雞毛（一）及人髮（二）、冶各等、百草末（三）八灰、冶而□一垸温酒一音中□

009 歠之。

一に、白き雞の毛及び人の髮（髮）を燔《や》き、冶《つ》くこと各々等《ひと》し。百草末、八、灰にして、冶《つ》きて……一垸（丸）を温酒一音（杯）中に……、之を歠（飲）む。

【注釈】

（一）白雞毛——白い鶏の羽毛。『神農本草経』上品「丹雄雞」の条に「翮羽、血閉を下す」という。

（二）人髮——人の髪の毛。『神農本草経』上品に「髮髲」が収載され、「五癃関格にて小便を得ざるを治す。水道を利す。小児の癇、大人の痓を治す」という。第11行にも見える。

（三）百草末——不詳。『漢書』礼楽志に載せる「郊祀歌」十九章・天門十一の一節に「百末旨酒布蘭生」とあり、顔師古注に「百末は、百草華の末なり。旨は、美なり。百草華の末を以て酒に雑う。故に香り且つ美なり」とある。種々の草花をつき砕いたものと思われる。あるいはこのようなものか。別説については、第57行・注（三）参照。

【口語訳】

別方、白い鶏の毛と人の髪の毛を燃やして擣き砕いたものそれぞれ同量、その八倍量の百草末の灰を、擣き砕き……、一丸にしたものを一杯の温めた酒の中に……、それを飲む。

010　一、以刃傷、類羊矢、(一) 傅之。

一に、刃傷を以て、羊の矢（屎）を類《や》きて、之を傅《つ》く。

【注釈】

（一）羊矢——羊の屎（糞）。矢《シ》は屎《シ》に通じる。『史記』廉頗伝に「頃之三遺矢矣」とあり、司馬貞の索隠に「数しば便に起つを謂うなり。矢は一に屎に作る」とある。「羊屎」は『名医別録』（小島尚真・森立之ら復元『本草経集注』による）中品に収載され、「これを燔《や》けば、小児の洩利・腸鳴・驚癇を主る」という。

【口語訳】

別方、刃物の傷には、羊の糞を焼いてつける。

011　一、止血出者燔髮、以安其痏。(一)

一に、血の出ずるを止むるには、髮（髪）を燔きて以て其の痏《い》を安（按）ず。

【注釈】
（一）痏——打ち傷で、出血をともなうものをいう。『文選』に載せる嵇康「幽憤詩」に「怛若創痏」とあり、李善注に「蒼頡篇に曰く、痏は敺傷なり」とある。

【口語訳】
別方、出血を止めるには、髪の毛を燃やして、それで傷口を押さえる。

012　一、令傷者毋痛、毋血出、取故蒲席（一）厭一□□燔□痏。

一に、傷者をして痛み毋《な》く、血出ずること毋から令《し》むるには、故《ふる》き蒲《がま》の席《むしろ》を取りて……厭《おさ》（壓）え、一……燔《や》き……痏（痏）を……

【注釈】
（一）故蒲席——使い古した蒲席《ほせき》（蒲《がま》の葉で織った席《むしろ》）。『名医別録』中品に「敗蒲席」が収載され、「筋溢・悪瘡を主る」という。陶弘景注に「焼之」とある。第102行の「敝蒲席」も同品。

【口語訳】
別方、傷を負った者の痛みを去り出血をなくするには、使い古したガマ製のむしろを持って……を圧迫し、……燃やし……傷口を……。

013　一、傷者血出、祝（一）曰、男子竭、女子截、五畫地（二）□之。

一に、傷者血出ずれば、祝して曰く、「男子竭《つ》き、女子截《た》（裁）つ」と。五たび地を畫きて之を……。

【注釈】

（一）祝――呪・咒に通じる。呪文をとなえて治療することで、五十二病方の中にいくつか用例が見られる。医学の文献では、『千金翼方』禁経上・下に多数の用例がある。また、『隋書』百官志では太医署に祝禁博士が、『新唐書』百官志では太医署に咒禁博士・咒禁師・咒禁工・咒禁生が置かれている。

（二）畫地――雲夢秦簡（785・784反面）に「行到邦門、困、禹歩三……即五畫地、掓其中央土而懐之」とある。□の中には、「掓（ひろう）」「懐（いだく）」に類する字が入る可能性もあろう。

【口語訳】

別方、傷を負った者に出血があれば、「男は尽き、女は裁つ」と呪文を唱え、五回地面に（呪文を）書いてそれを……。

014　一、令傷毋般、取彘膏（一）、□衍、幷冶（二）、傅之。

一に、傷をして般《あと》（瘢）毋《な》から令《し》むるには、彘膏・□衍を取りて、幷《あ》わせ冶きて之を傅く。

【注釈】

（一）彘膏――豚（猪）の脂膏《あぶら》。『名医別録』下品「猪」の条に「肪膏は諸の膏薬を煎じ、班猫・芫青の毒を解すを主る」とある。五十二病方では本品や本品に類するものが薬材としてしばしば用いられている。

【口語訳】

別方、傷に痕を残さなくするには、豚脂と……衍を、いっしょに撞き砕いて、つける。

015　一、以男子泊（一）傅之、皆不般。

一に、男子の泊を以て之を傅くれば、皆《みな》般（瘢）あらず。

【注釈】

（一）男子泊――男の精液（人精）。『名医別録』上品「人屎」条の陶注に「人精、鷹屎に和せば瘢を滅す」という。第341行の「男子悪」も同品と考えられる。

【口語訳】

別方、男子の精液を傷につければ、すべて痕が残らない。

016　一、金傷者、以方膏（一）、烏家（二）□、皆相□煎、鉇（三）之。

一に、金傷には、方（肪）膏・烏家（喙）・……を以て皆《みな》相□煎じて、之を鉇《ほどこ》（施）す。

【注釈】

（一）方膏――「肪膏」に同じ。第14行・注（一）参照。

（二）烏豙——「豙」は「彖」と同字と解すべきで、「喙《かい》（くちばし）」の義であろう。『神農本草経』下品「烏頭」の条に「一名烏喙」とあり、「中風、悪風すること洗々たるを治す。汗を出し、寒湿痺、欬逆上気を除き、積聚・寒熱を破る」という。天雄・附子も同類品で、キンポウゲ科のトリカブト類の塊根。猛毒。第17・67・287・308・369・372・375・376・388・435行にも見える。武威医簡・居延漢簡・敦煌漢簡・万物などでは「烏喙」と記されている。

（三）鉇——「鉇」は「鍦」に同じ。ここでは「施」の意であろう。

【口語訳】

別方、金物による切傷には、動物脂肪と烏頭と……をいっしょに……煮つめて、つける。

017　一、傷者、以續𧄼根（一）一把、獨□（二）長支者二[廷]、黄魿（三）二梃（四）、甘草□廷、秋烏豙（五）二□[　　]

018　□□[者]二甌、卽幷煎□孰、以布捉取、出其汁、以陳縕[　　]

一に、傷には續𧄼（斷）の根一把・獨□の長き支（枝）二廷（梃）・黄魿（芩）二梃・甘草□廷（梃）・秋烏豙（喙）二……を以て……者二甌、卽《すなわ》ち幷《あ》わせ煎じて□孰《に》（熟）ゆれば、布を以て捉《にぎ》り取りて其の汁を出《い》だし、陳《ふる》き縕《わた》を以て……

【注釈】

（一）續𧄼根——続断の根。「𧄼」は『説文』は繼・續とし、左右反転の「𢇍」を絶の義とするが、ここでは後者の義で、「斷」と同字と見るべきであろう。『神農本草経』中品に「続断」が収載され、「傷寒を治し、不足を補う。金創・癰・傷・折・跌、筋骨を続ぐ。婦人乳難」とある。大薊とは同物異名と考えられ、キク科のナベナなどがあてられる。武威医簡では「續斷」と記されている。なお『神農本草経』上品「石龍蒭」も「一名続断」という。

（二）獨□——下字が欠損しているので不詳。あるいは『神農本草経』上品収載の「独活」（「金創、止痛」とある）か。

（三）黄鈐——「黄芩」と同じであろう。『神農本草経』中品に「黄芩」が収載され、「諸熱、黄疸、腸澼・泄利を治し、水を逐い、血閉を下す。悪瘡・疽蝕・火瘍」という。シソ科のコガネバナの根が用いられる。第19行にも見える。第44・290行には「黄黔」、第68行には「黄柃」、第318行には「黄芩」と記されるが、みな同一物であろう。武威医簡では「黄芩」と記されている。

（四）梃——ここでは、竿状のもの茎状のものなどを数える量詞。『魏書』李孝伯伝に「酒二器・甘蔗百梃を奉ず」とある。前後の「廷」も同じ。

（五）秋烏彖——秋に採取した烏彖の意と思われる。第16行・注（二）参照。

【口語訳】

別方、傷には続断の根一把、独（活）の長い枝二本、黄芩二本、甘草……本、秋摘みの烏頭二……小さい瓶二杯を、すぐにいっしょに煮つめて、……煮えたら布でしぼって汁を出し、古い綿で……

019 〔一〕□□者治黄黔與□□㲋膏□□之、即以布捉□

020 泥（一）之。

一に、……者、黄黔（芩）と……を治《つ》きて、……㲋膏……之を……、即《すなわ》ち布を以て捉《にぎ》り……之に泥《そそ》ぐ。

【注釈】

（一）泥——「泥泥」は、水が盛んに流れるさま。勢いよくそそぐ意か。

【口語訳】

別方、……には黄芩と豚脂を擣き砕いて、それを……、すぐに布でしぼり……、患部にそそぎかける。

021　一、久傷者、薺杏𩆜中人、（一）以職膏弁、（二）封痏、虫卽出。〔●嘗〕試。

一に、久しき傷には、杏の𩆜《たね》（覈）の中の人（仁）を薺《なます》（齏）にして、職（膱）膏を以て弁《ね》り、痏を封ずれば、虫卽《すなわ》ち出ず。嘗《こころ》試みよ。

【注釈】

（一）杏𩆜中人――杏仁。アンズの種子。「𩆜」は「覈」に通じ、この場合は植物学上の内果皮（核）をいう。「人」は覈（核）中にある柔軟で湿潤な種子を指す。『神農本草経』下品には「杏核（杏核人）」として収載され、「欬逆上気、雷鳴、喉痺を治し、気を下す。産乳、金創、寒心、賁豚」という。「人」は元明以降「仁」と書かれるようになり、今日に至った。

（二）弁――手をもむようにしてこねること。『漢書』酷吏伝の厳延年の条に「吏皆股弁」とあり、顔師古注に「弁謂撫手也」とある。「撫手」はもみ手をすること。

【口語訳】

別方、長い間治らない傷には、アンズの種を細かくきざみ、ねばっこい脂肪で練り合わせ、傷口をふさげば、虫がすぐに出てくる。試してみよ。

022　一、稍石直温湯中、（一）以洒痽。

一に、稍（消）石を温湯中に直《お》（置）きて、以て痽（癰）に洒《そそ》ぐ。

【注釈】

（一）稍石――硝石（カリウムの硝酸塩鉱物）。『神農本草経』上品に「消石（一名芒消）」で収載。「五蔵積熱、胃脹閉を治す。蓄結飲食を滌去し、陳きを推して新しきを致す。邪気を除く。これを錬れば膏の如し」という。

【口語訳】

別方、硝石を湯の中に入れておき、それで化膿部を洗う。

023 一、令金傷毋痛方、取鼢鼠（一）、乾而冶、取鯷魚（二）、燔而冶、□薪夷（三）、甘草各與〔鼢〕

024 鼠等、皆合撓、取三指最一入温酒音中、而歙之。不可、財益藥、至不癕而止・〔令〕

一に、金傷をして痛み毋《な》から令《し》むる方、鼢鼠《もぐら》を取りて乾《かわ》かして冶《つ》き、鯷《てい》魚を取りて燔《や》きて冶《つ》く。……薪（辛）夷・甘草各々鼢鼠と等《ひと》しく、皆合わせ撓《ま》ぜて、三指最（撮）一を取り、温酒一音（杯）中に入れて之を歙（飲）む。可《き》かざれば、財《わず》かに藥を益《ま》して、癕（癰）せざるに至りて止《や》む。・令《よろ》し。

【注釈】

（一）鼢鼠――モグラ。『名医別録』下品に「鼹（鼴）鼠」として収載され、「癰疽・諸瘻、蝕悪瘡、陰䘌爛瘡を主る。土中に在りて行く。五月に取りてこれを乾燔せしむ」という。また陶弘景注に「一名隠鼠、一名鼢鼠、恒に地中を穿耕して行く」と。

（二）鯷魚――不詳。鮧魚（ナマズ）と解する説もある。

（三）薪夷――『神農本草経』上品収載の「辛夷」に相当するかと思われる。同書に「五蔵身体の寒風、風頭・脳痛、面䵟を治す」という。モクレン類の花蕾があてられる。馬王堆一号墓からはモクレンの花蕾の現物が出土している。第394行の「薪雉」も同一品かと推定される。

【口語訳】

別方、金物による傷を痛まなくする処方。モグラを乾燥させて擣き砕き、彘魚を焼いて擣き砕く。……辛夷と甘草をそれぞれモグラと同量……。全部合わせて混ぜ、三本指ひとつまみを、一杯の温めた酒の中に入れて飲む。効かなければ少し薬量ふやし、化膿しなくなったら止める。•良方。

025 一、令金傷毋痛、取薺孰乾實(一)、熽令焦黑、治一、秫根(二)去皮、治二、凡二物幷和、取[三]

026 指最到節一、醇酒盈一衷桮(三)、入藥中、撓歙。不者、酒半桮。已歙、有頃不[痛]

027 復痛、歙藥如數。不痛、毋歙藥。藥先食後食次。治病時、毋食魚、彘肉、馬肉、龜、

028 蟲、葷、麻、洙采、毋近內、病已如故。治病毋時。[壹]治藥、足治病。藥已治、裹以

029 繒臧。治秫、暴若有所燥、治。•令。

一に、金傷をして痛み毋《な》から令《し》むるには、薺《なずな》の孰《よ》（熟）く乾きたる實を取りて、熽《からいり》（熬）して焦《こ》がし黒《くろ》からしめ、治《つ》くこと一。秫（朮）根、皮を去り、治《つ》くこと二。凡そ二物を幷《あ》わせ和《ま》ぜて、三指最（撮）の節《ふし》に到《いた》るまで一を取り、醇酒を一衷桮（杯）に盈たし、藥を中に入れて、撓《ま》ぜて歙（飲）む。不《しからざ》れば、酒半桮（杯）にす。已に歙（飲）み、頃有りて痛まず。復た痛まば、藥を歙（飲）むこと數《さだまり》の如し。痛まざれば、藥を歙（飲）むこと毋かれ。藥の先食・後食は次《ほしきまま》（恣）にす。病を治する時、魚・彘肉・馬肉・龜・蟲・葷・麻洙采（菜）を食らうこと毋かれ。內に近づくこと毋かれ。病已《い》ゆれば故《もと》の如くす。病を治するに時毋《な》し。壹《ひと》たび藥を治すれば、病を治するに足る。藥、已に治すれば、裹《つつ》むに繒を以てし臧（藏）す。秫（朮）を治《つ》くに、暴《さら》（曝）す。若《も》しくは燥《かわ》きたる所有れば、治《つ》く。•令《よ》ろし。

【注釈】

（一）薺孰乾實――「薺」は『名医別録』上品で、「肝気を利し、中を和すを主る。その実は明目・目痛を主る」という。ナズナがあてられ、孰乾実はその成熟乾燥した種子。薺菜子と称される。

（二）朮根――朮の根。『神農本草経』上品に「朮」が収載され、「風寒湿痺・死肌、痙・疸を治す。汗を止め、熱を除き、食を消す」という。後代、蒼朮と白朮の別があり、前者はキク科のホソバオケラ、後者はオオバナオケラもしくはオケラの根茎が用いられる。「朮」は第29行、「秫」は第85行、「茱」は第354行にも見えているが、いずれも同一品を指すと考えられる（第85行については異説もある）。

（三）衷――不詳。「衷」は「中」の意で、「衷桮」を「中くらいの杯」とする説（馬継興）がある。

【口語訳】

別方、金物による傷を痛まなくするには、ナズナの十分に乾燥した実を、黒く焦げるまで炒り、擣き砕いたものを一。朮の根の皮を除き、擣き砕いたもの二。計、二品をいっしょに混ぜて、三本指で第一関節にとどくまで一つまみを取り、衷杯にいっぱいの濃い酒の中に入れて、かき混ぜて飲む。飲めなければ酒を杯半分にする。飲んでしばらく経つと痛まなくなる。また痛めば、定量どおり服薬する。痛まなければ薬を飲んではならない。服薬の食後か食前かは随意とする。治療期間中は、魚・豚・馬・亀・蛇・匂いの強い野菜・麻洙菜は食べてはならない。房事を行ってはならない。病気が治ればもとの通りにする。治療に決まった時期はない。一回の調剤量は治療に必要なだけとする。調剤したら、絹布に包んでしまっておく。朮を擣き砕くには日光にさらすか、或は乾燥したのがあれば擣き砕く。•良方。

二、傷痙

030 傷痙(一)。痙者、傷、風入傷、身信(二)而不能詘(三)。治之、[爊]鹽令黄、取一斗、裹以布、卒醇酒中、入
031 卽出、蔽以市、以尉頭。熱則舉、適下。爲□裹更[尉]。[尉]寒、更爊鹽以[尉]、[尉]勿
032 絕。一尉寒汗出、汗出多、能詘信、止。尉時及已尉四日內、□衣、毋見風、過[四]日[自]
033 適。尉先食後食次。毋禁、毋時。•令。

傷痙。痙とは、傷つきて、風 傷に入り、身信《の》(伸)びて詘《かが》(屈)むこと能《あた》わざるなり。之を治するには、鹽を……黄なら令《し》む。一斗を取り、裹《つつ》むに布を以てす。醇酒中に卒《にら》(淬)げ、入るれば卽《すなわ》ち出だす。蔽うに市《ひざかけ》を以てし、以て頭《あたり》を尉《の》(熨)す。熱ければ則ち舉げ、適《かな》えば下す。爲□裹《つつ》み、更に尉《の》(熨)す。尉《のし》(熨)寒《ひ》ゆれば、更に鹽を爊《からいり》(熬)して、以て尉《の》(熨)す。尉《の》(熨)すに絶ゆること勿かれ。一たび尉《の》(熨)して寒ゆれば、汗出ず。汗出ずること多くして、能く之を詘(屈)信(伸)すれば、止む。尉(熨)す時、及び尉(熨)を已《や》めて四日內、□衣、風ふかるること勿かれ。四日を過ぐれば、自《おのず》ら適《かな》う。尉《のし》(熨)、先食・後食は次《ほしきまま》(恣)にす。禁毋く、時毋し。•令《よろ》し。

【注釈】

(一)傷痙――外傷から生じた痙病(痙攣性の病)。破傷風(Tetanus)菌による感染症であろう。破傷風菌は表層土中に広く存在し、土砂で汚染された創口から侵入し、中枢神経を犯し、随意筋強直性痙攣を起こす。症状は重篤で、死亡率は高く、一日内に死亡する場合もあるという。

（二）信・詘――「伸」「屈」に同じ。『荀子』天論篇に「老子詘を見る有りて、信を見る無し」とあり、楊倞注に「老子……五千言を著す。其の意 多く屈を以て伸と為す。……信、読みて伸と為す」とある。

【口語訳】

二、傷痙

傷痙。痙とは、外傷をうけて風邪が傷に侵入し、からだが硬直して曲げられなくなるもの。それを治療するには、塩を黄色くなるまで炒って一斗を布で包み、濃い酒の中にじゅっとさし入れ、入れたらすぐに出す。皮の膝掛けで覆い、炒り塩で患部を熨す（押さえて温める）。熱ければ持ち上げ、適温になったら下ろす。為……包み、ふたたび熨す。熨が冷えたらふたたび塩を炒って熨し、熨すのを途中で止めてはならない。一回分の熨が冷えるころには汗が出る。汗がたくさん出て、屈伸できれば、やめる。熨している間と、やめてから四日以内は……衣、風にあたってはならない。四日を過ぎると自然と良くなる。熨の食前・食後は好きにしてよい。禁忌はなく、決まった時期はない。・良方。

034 一、傷而頸（一）者、以水財煮李實（二）、疾沸而抒（三）、浚取其汁、寒和、以㱃病者、㱃以□□

035 故。節其病甚弗能㱃者、強啓其口、爲灌之。節毋李實時□

036 煮炊、㱃其汁、如其實數。毋禁。嘗試。・令。

一に、傷して頸（痙）すれば、水を以て財《わずか》に李實を煮て、疾《と》く沸《わ》かして抒《のぞ》き、其の汁を浚《さら》え取りて、寒《ひ》え和《やわ》らげば、以て病者に㱃（飲）ましむ。㱃（飲）以……故。節《も》（卽）し其の病甚しく㱃（飲）むこと能わざれば、強いて其の口を啓きて、之に灌《そそ》ぎ爲《し》む。節《も》（卽）し李實毋《な》き時は、……煮《に》、炊《かし》ぎて、其の汁を㱃（飲）むこと、其の實の數の如し。禁毋し。嘗試《こころ》みよ。・令《よろ》し。

【注釈】

（一）頸――ここでは「痙」の意であろう。第41行も同じ。また第43行の「脛」も「痙」の意で用いられている。

（二）李實――李核人。スモモの種子。『名医別録』下品「李核人」条に「僵仆・躋の瘀血・骨痛を主る」という。

（三）抒――『春秋左氏伝』文公六年の伝に「有此四徳者、難必抒矣」とあり、杜預注に「抒、除也」とある。

【口語訳】

あるいは、傷ついて痙になった時には、水でスモモの種を軽く煮て、早く沸騰させてスモモを取り出し、その煮汁を底まで浚え取って、冷めて飲みごろになったら、それを病人に飲ませる。飲以……故。もし病状が重くて飲めなければ、無理に口を開けて注ぎ入れさせる。もしスモモの種がない時期には、……を煮て、その種の数と同じ回数だけその煮汁を飲む。禁忌はない。試してみよ。•良方。

037　一、諸傷、風入傷、傷癕痛、治以枲絮爲獨□漬□煑膏煎汁□

038　□□〔沃〕〔數〕〔注〕〔下〕膏勿絶、以歐（一）寒氣□〔舉〕□〔以〕傅傷空、蔽□

039　休須爲□〔癕〕□

040　傅藥先食後食〔次〕。毋〔禁〕〔毋〕〔時〕。□〔磬〕不□□□□□

一に、諸傷、風　傷に入り、傷　癕（癰）して痛まば、治するに枲《あさ》の絮《わた》を以て爲獨……漬……煑膏の煎じたる汁……沃《そそ》ぐ。数々《しばしば》注ぎ、膏を下すに絶ゆること勿く、以て寒氣を歐《お》（驅）う。……舉……以て傷の空（孔）に傅《つ》く。蔽（蔽）……爲すを須うること休《な》かれ。……癕（癰）……。……藥を傅くるに、先食後食は次《ほしきまま》（恣）にす。禁毋《な》し、時毋《な》し。……磬不……

【注釈】

(一)歐——「驅」に通ず。『風俗通義』に「歐爵篏揚」とあり、『孟子』離婁上に「為叢毆爵」とある。「歐爵」「毆爵」は、いずれもスズメを追い払うことで、「毆」は「驅」の古字。

【口語訳】

別方、各種の傷で、風邪が傷に入り傷が化膿して痛い時、治療には麻綿で、為独……漬……、煮つめた豚脂の汁を……そそぎかける。何度もそそぎ、絶えず脂をつけて、そうして寒気を追い出す。……挙……そうして傷口の穴につける。手ぬぐいは……をするのに使ってはいけない。……癰……。薬をつけるのは食前食後、好きにしてよい。禁忌はなく、決まった時期もない。……礜不……。

041 一、傷而頸者、小劊一犬(一)、澌與薜半斗、毋去其足、以□幷盛、漬井𨽥

042 出之、陰乾百日。即有頸者、□以三指一撮、和以溫酒一音、歙之。

一に、傷して頸(痙)すれば、一犬を小《すこ》しく劊《きざ》み、澌《み》(弸)たすに薜《こうじ》(糵)半斗を與《もっ》てす。其の足を去ること毋かれ。以□幷わせ盛り、井の𨽥《そこ》に漬《ひた》し……之を出だし陰に乾かすこと百日。即し頸(痙)有れば、冶《つ》きて、三指を以て一たび撮み、和するに溫酒一音(杯)を以てし、之を歙(飲)む。

【注釈】

(一)犬——イヌは『神農本草経』中品に「牡狗陰茎」の条があり、『名医別録』には陰茎のみならず、各組織の薬効が説かれているが、ここでは略す。

【口語訳】

傷ついて痓となったら、犬一匹を細かく刻み、こうじ半斗で満たす。犬の足を除いてはいけない。それを……にいっしょに入れて、井戸の底に漬け……、取り出して百日間、陰干にする。もし痓になったら、これを擣き砕いて、三本指一つまみを一杯の温めた酒にまぜて飲む。

043　一、傷脛者、擇薤（一）一把、以敦酒半斗者潰、〔歠〕之。卽温衣陜坐四旁、汗出到足、乃□。

一に、傷して脛（痓）すれば、薤一把を擇《えら》びて、敦《こ》（醇）き酒半斗を以て者（煮）潰（沸）して、之を歠（飲）む。卽ち温衣もて四旁を陜（夾）坐す。汗出でて足に到れば、乃《すなわ》ち□。

【注釈】

（一）薤――『神農本草経』中品「葱実」の条に「薤」も併合され、「金創・創敗を治す」という。薤白。ラッキョウ。第210行にも見える。

【口語訳】

傷ついて痓になったら、ラッキョウ一握りを抜き取り、半斗の濃い酒で煮て沸騰させ、それを飲む。すぐに温かい衣服で身のまわりを囲んで座り、汗が出て足に達すれば……。

044　一、治黄黔（一）、甘草相半、卽以彘膏財足以煎之。煎之潰、卽以布足[之]、予[其][汁][□][傅]。

一に、黄黔（芩）・甘草相半ばし、即ち彘膏の財《わず》かに以て之を煎ずるに足るを以てす。之を煎じて潰《わ》（沸）けば、即ち布を以て之を足《にぎ》（捉）る。其の汁を予《く》（抒）み□傅。

【注釈】

（一）黄黔——第17行・注（三）参照。

【口語訳】

別方、半半の割合の黄芩と甘草を、ひたひたの豚脂で煮つめる。煮つめて沸騰したらすぐに布でしぼり、その汁を汲み出して……つける。

三、嬰兒索痙

045 嬰兒索痙。(一) 索痙者、如產時居濕地久、其肎(二)直而口鉏、筋㘘難以信、取封殖土治之□

046 二、鹽一、合撓而烝以扁尉直肎攣筋所。道(三)頭始、稍□手足而已。尉寒□

047 復烝、尉乾更爲。•令。

嬰兒索痙。索痙とは、如《も》し產時、濕地に居ること久しければ、其の肎（肎）直《の》びて口鉏《つぐ》（噤）み、筋㘘《ひきつ》（攣）りて以て信《の》（伸）ばし難し。殖《ねば》（埴）土の之を治きたる……二・鹽一を取りて、合わせて撓《ま》ぜて、烝《む》（蒸）し、以て扁《あまね》（遍）く直《の》びたる肎（肎）、攣《ひきつ》りたる筋の所を尉《の》（熨）す。頭道《よ》り始めて、稍々《ようよう》手足を□して已む。尉《のし》（熨）寒《ひ》ゆれば復た烝《む》（蒸）す。尉（熨）乾けば更に爲《つく》る。•令《よろ》し。

【注釈】

（一）嬰兒索痙――「索痙」は不詳。「嬰兒索痙」は、產婦の子癇（発作性の全身痙攣や昏睡を呈する妊娠中毒の一症）と解する説、また臍帯断部からの細菌感染による嬰児（新生児）の痙攣症と解する説の二説がある。このあとにも小児疾患の記述が続くことからすると後者の可能性が高いか。

（二）肎――「肎」と解する。「肎」は「肯」に同じ。『荘子』養生主篇に「枝経肯綮之未嘗」とあり、『経典釈文』に「肯……骨に著《つ》く肉を云うなり」とある。

（三）道――『礼記』礼器に「礼不虛道」とあり、鄭玄注に「道、猶由也、從也」とある。

【口語訳】

三、嬰児索痙

赤子の索痙。索痙とは、生まれた時に長い間、湿気の多いところに居ると、骨についた肉が硬直して口が開かず、筋がひきつって体を伸ばしにくい病気。撞き砕いた粘土……二と塩一をいっしょにかきまぜて蒸し、これで硬直した肯とひきつった筋を万遍なく熨す。頭から始め、しだいに手足を……して止める。熨が冷めたらもう一度蒸す。熨が乾いたら新しく作りかえる。・良方。

四、嬰兒病閒方

048 嬰兒病閒方。(一) 取靁尿(二)三果、冶、以豬煎膏和之。小嬰兒以水[半]斗、大者以一斗、三分[和]、取

049 一分置水中、撓以浴之。浴之道頭上始、下盡身、四支毋濡。[一][日]一浴、三日已。已[浴][輒]棄[其]

050 水図中。閒者、身熱而數驚、頸脊强而復大。閒多衆、以此[藥][皆]已。

嬰兒病閒（癇）方。靁尾〈尿（矢）〉三果（顆）を取り、冶きて、豬の煎じたる膏を以て、之を和《あ》う。小さき嬰兒には、水半斗を以てし、大きなる者は一斗を以てし、三分したる和《あえもの》の、一分を取りて水中に置き、撓《ま》ぜて、以て之を浴ぶ。之を浴ぶるに頭上道《よ》り始め、下りて身を盡《つ》くす。四支（肢）は濡らすこと毋《な》かれ。一日に一たび浴ぶれば、三日にして已《い》ゆ。已《すで》に浴ぶれば、輒《すなわ》ち其の水を図中《かわや》に棄つ。閒（癇）とは、身熱く數々《しばしば》驚き、頸《くび》・脊《せ》强《こわ》ばりて復《はら》（腹）大なり。閒（癇）多衆なれども、此の藥を以て皆已ゆ。

【注釈】

（一）嬰兒病閒――「閒」は「癇」と同義であろう。『諸病源候論』（隋・巣元方ら）の癇候に「癇は小児の病で、十歳以上は癲といい、十歳以下のものを癇という。あるいは口眼が引きつれて瞳が上転し、あるいは手足が引きつれ、あるいは背脊が強直し、あるいは頸項がそり返る。風癇・驚癇・食癇の三種がある」という。小児の癲癇、その他の原因による痙攣性疾患であろう。

（二）靁尿――「雷屎（矢）」のことかと思われる。『神農本草経』下品「雷丸」条に「三虫を殺し、毒気、胃中熱を逐う。丈夫を利し、女子を利せず。膏摩に作れば小児百病（を除く）」という。『名医別録』文に「一名雷矢」と。竹類の根茎に寄生するライガン菌（『新

註校定国訳本草綱目』）。第478行には「靁矢」と見える。

【口語訳】

四、嬰児病癇方

赤子が癇にかかった時の処方。雷戻三個を撞き砕いて、煮つめた豚脂でまぜあわせる。小さな赤子には半斗の水で、大きな者には一斗の水で、まぜあわせたものの三分の一を水の中に入れてかきまぜ、この水を浴びる。浴びるには頭頂から始め、下降して全身に行うが、手足は濡らしてはいけない。一日一回浴びれば三日で治る。浴びてしまったら、その都度、その水を便所に捨てる。癇とは、体に熱があり度々驚き、首と背筋がこわばり腹がふくれる。癇には多種あるが、この薬ですべて治る。

五、嬰兒瘛

051 嬰兒瘛（一）。嬰兒瘛者、目⿰角系⿰目郎然、脅痛、息瘿瘿然、戻不化而靑。[取]屋榮蔡、薪[燔]之而□

052 匕焉。[爲]湮汲三渾、盛以栖。因唾匕（二）、祝之曰、噴（三）者虜噴、上［　　　　　　］

053 如棨星、下如脂血、取若門左、斬若門右、爲若不已、磔薄若市、因以匕周[揗]

054 嬰兒瘛所、而洒之栖水中、候之、有血如蠅羽者、而棄之於垣。更取[水]

055 復唾匕彖、以揗、如前。毋徵、數復之、徵盡而止。•令。

嬰兒瘛。嬰兒の瘛《ひきつけ》とは、目 ⿰角系⿰目郎然として、脅《むね》（脇）痛み、息 瘿瘿然として、戻（屎）化せずして靑し。屋の榮なる蔡を取りて、薪《たきぎ》もて之を燔きて□匕焉。湮《しず》ませ汲むこと三たびの渾《にごり》を爲し、盛るに栖（杯）を以てす。因りて匕《さじ》に唾《つばき》して、之を祝して曰く、「噴《ふ》く者は、虜《はげ》（劇）しく噴く。上……棨（彗）星の如く、下は脂（衃）血の如く。若《なんじ》を門の左に取り、若《なんじ》を門の右に斬らん。爲《も》し若已《や》めざれば、若を市に磔薄《たくはく》（膊）にせん」と。因りて匕を以て周《あま》ねく嬰兒の瘛の所を揗《な》でて、之を栖（杯）水中に洒《そそ》ぐ。之を候《うかが》うに、血の蠅羽の如き者有らば、之を垣に棄つ。更に水を取り、復た匕彖（漿）に唾《つばき》して、以て揗《な》ずること前の如し。徵《しるし》毋ければ、數々《しばしば》之を復す。徵盡くれば止む。•令《よろ》し。

【注釈】

（一）嬰兒瘛――「瘛《セイ》」は「瘛瘲」すなわち痙攣性疾患の称である。「瘈《ケイ》」とも「⿸疒掣」とも書くが同じであろう。「痸」にも通ずるか。ここでは小児の痙攣性疾患で、下に便が不消化で青（緑）色だというから、消化不良を伴うものである。種々の原因が考えられる。

（二）唾――『論衡』言毒篇に「楚・越の人、促急捷疾、人と談言し、口唾人を射れば、則ち人脤脹（肉がふくれあがる）し、腫れて創となる。南郡極熱の地、其の人樹を祝せば樹枯れ、鳥に唾《つばき》すれば鳥墜つ」とあり、唾に相手を傷つける力があると考えられていたことがわかる。

（三）噴――口から吐くこと。他の処方でも見られる。『荘子』秋水篇に、「子は夫《か》の唾《つばき》する者を見ざるか。噴けば則ち大なる者は珠の如く、小なる者は霧の如し」とあり、唾を吐く行為を指している。あるいはこの「噴」も唾を吐き出すことかもしれない。

【口語訳】

五、嬰児瘛

赤子の引きつけ。赤子の引きつけとは、白眼をむき、脇腹が痛み、呼吸があえぎ、糞は未消化で青い。軒端の雑草をとり、薪で燃やして……匕焉。三回沈澱させた濁り水をつくって杯につぐ。そこで匙に唾をはきかけて呪文を唱える。「唾を吐く私は劇しく吐く。上は……彗星のように、下は衃血のように。お前を門の左側にとらえ、門の右側で斬るぞ。もしお前が止めなければ、お前を刑場ではりつけにするぞ」。そこで匙で赤子の引きつけた部位を万遍なくさすり、その匙を杯の水の中で洗い清める。そのようすをうかがい、蝿の羽のような血がついていたら、その水を垣根に捨てて、新たに水を汲み直し、もう一度、匙にすくった濁り水に唾を吐いて、それで前と同様にさする。効果がみえなければ何度もこれをくり返す。効果がすっかりあがったら止める。・良方。

六、狂犬齧人

056 狂犬齧人(一)。取恆石(二)兩、以相靡[毆]、取其靡如麋者、以傅犬所齧者、已矣。

狂犬齧人。恆石兩《ふた》つを取り、以て相靡《す》（磨）る毆（也）。其の靡《す》（磨）りて麋《こごめ》（糜）の如き者を取りて、以て犬の齧《か》む所に傅《つ》くれば、已《い》ゆ。

【注釈】

（一）狂犬齧人——制御のきかなくなった犬による咬傷。本篇には計四方がある。次篇「犬筮人傷」には計三方がある。この「狂犬齧人」と「犬筮人傷」について、前者は狂犬病、後者は単なる犬による咬傷で、当時、狂犬病に対する確たる認識があったとみるむき（馬継興）もある。狂犬病は犬のウイルス性疾患で、咬傷により人にも伝染。潜伏期は一五～六〇日程度で、中枢神経を犯し、強直痙攣・麻痺を起こし、発病四～五日で一〇〇％死亡するという。病状は痙攣と同じである。水を見るだけで嚥下筋の痙攣を起こすため、恐水病ともいう。

（二）恆石——不詳。「長石」（『神農本草経』中品）に同定する説（馬継興）、「黒石」（『呉普本草』。『神農本草経』上品「石胆」に同じ）に同定する説（張顕成）もあるが、定かではない。

【口語訳】

六、狂犬齧人

狂犬齧人。恒石二個を持ち、それをこすり合わせる。こすって出てきた粉米のようなものを取り、それを犬の咬んだ所につければ治る。

057 一、狂〔犬〕(一)齧人者、孰澡湮汲、注音中、小多如再食洿(二)、取竈末灰(三)三指最□

058 水中、以歙病者。已歙、令孰奮兩手如□閒手□道□□

一に、狂犬人を齧めば、孰《よ》(熟)く湮汲を澡《そそ》ぎて、音(杯)中に注ぐ。小(少)多、再食の洿(漿)の如くす。竈の末灰、三指最(撮)を取りて、水中に……、以て病者に歙(飲)ましむ。已に歙(飲)めば、孰《よ》(熟)く兩手を奮《ふる》わ令めて、如□閒手□道……

【注釈】

(一)犬——原文には脱するが、いま補う。

(二)再食——『漢書』食貨志上に「人の情は、一日に再食せざれば則ち飢ゆ」とあり、一日に二度食事をとる意味で用いられている。しかしここでは「二口分」とする説(山田慶児)に従う。

(三)竈末灰——かまどの灰土。『名医別録』下品の「伏龍肝」(陶弘景注に「此竈中対釜月下黄土」)に同定する説(馬継興)がある。『名医別録』下品には「鍜竈灰」条もある。また、第8行の「百草末」とこの「竈末灰」は同品で、『本草拾遺』にいう「百草灰」すなわち『神農本草経』下品「冬灰」に相当するという説(張顕成)もある。第115行には「竈黄土」、第423行には「禹竈」、第444行には「乾夸竈」なども見える。

【口語訳】

別方、狂犬が人に咬みついたら、沈澱させた泥水の上澄みを十分にきれいにして、杯の中につぐ。量は二口分程度の上澄みとし、かまどの灰を三本指で一つまみ取り、水の中に……、それを病人に飲ませる。飲んだら、両手をよく振らせて、如……間手……道……。

059　一、□□狂犬齧者□莫傅。

一に、……狂犬齧《か》めば、……傅《つ》くること莫《な》かれ。

【口語訳】

別方、……狂犬が咬みついた場合、……をつけてはならない。

060　一、狂犬傷人、治礜（一）與橐莫（二）、酉□半音歓之。女子同藥、如麻□□

一に、狂犬人を傷つくれば、礜と橐莫（吾）とを冶き、酉□（酢）半音（杯）もて之を歓（飲）む。女子も同藥。如麻□……

【注釈】

（一）礜──礜石《ヨセキ》のことか。『神農本草経』下品「礜石」条には「寒熱・鼠瘻・蝕瘡、死肌・風痺、腹中堅・邪気を治し、熱を除く」とある。毒石で、硫砒鉄鉱や砒鉄鉱を指す。第40・369・372・435・443行にも見える。

（二）橐莫──橐吾を指すものと推定される。『神農本草経』下品「款冬」条に「一名橐吾。……欬逆・上気、善喘・喉痺、諸驚癇・寒熱邪気を治す」という。キク科のフキタンポポが用いられる。しかし、橐吾と款冬は別品で、この橐吾は『神農本草経』下品の「鬼臼」（八角烏、メギ科のハスノハグサ）に相当するという見解もある（馬継興・張顕成）。なお湖北省荊州市の周家台三〇号秦墓から発見された簡牘の中に「病方及其它」と名づけられた一群の竹簡がある。その中に「人所恒炊（吹）者、上橐莫以丸礜、大如扁（蝙）蝠矢而乾之」とあり、ここでも礜と橐莫が併用されている。

【口語訳】

別方、狂犬が人を傷つけたら、礜石と橐吾とを擣き砕き、杯半分の酢？でこれを飲む。女子も同じ薬。如……。

七、犬筮人傷

061 犬筮人傷者（一）、取丘引矢二（二）□、以井上甕鹽處土與等、幷熬之、而以美醯□
062 之稍垸、以尉其傷、犬毛盡、傅傷而已。

犬の人に筮《か》（噬）む傷には、丘（蚯）引（蚓）の矢（屎）二□を取り、井の上の甕の鹽《そこ》に處《お》る土を以て、與《とも》に等しくす。幷わせて之を熬《からいり》して、美《うま》き醯を以て……之を……稍々《やや》垸《まる》（丸）めて、以て其の傷を尉《の》（熨）す。犬の毛盡くれば、傷に傅《つ》くるのみ。

【注釈】

（一）犬筮人傷――「筮」は「噬」と同じく「齧」の義。咬む。第56行・注（一）参照。

（二）丘引矢――丘引はミミズ。矢は屎。すなわちミミズの糞。薬用の丘引（蚯蚓）は首の白いものが賞用され、『神農本草経』下品には「白頸蚯引」として収載（『養生方』に用いられる「白嬰丘引」も同）、「蛇瘕を治す。三虫・伏尸・鬼注・蠱毒を去り、長虫を殺す」とある。後代、地龍と称される。

【口語訳】

七、犬筮人傷

犬が人を咬んだ傷には、ミミズの糞二□と同量の井戸のつるべの底に溜まった土を取り、いっしょにして炒り、上等の酢でこれを……。少しずつ丸めて、それで患部を熨す。犬の毛がなくなれば、（熨さずに）患部につけるだけにする。

063 一、煮莖、以汁洒之。冬日煮其本。

一に、莖を煮て、汁を以て之に洒《そそ》ぐ。冬日には其の本を煮る。

【口語訳】
別方、茎を煮て、その煮汁で患部を洗う。冬期には、その根を煮る。

064 一、犬所齧、令毋痛及易瘳方。令齧者臥、而令人以酒財沃其傷。已沃而□
065 越之。嘗試。毋禁。

一に、犬の齧む所、痛み毋《な》く及び瘳《い》え易から令むる方。齧まるる者をして臥せ令《し》めて、人をして酒を以て財《わず》かに其の傷に沃《そそ》が令む。已に沃ぎて、而……之を越す。嘗《こころ》試みよ。禁母《な》し。

【口語訳】
別方、犬が咬んだところを、痛みをとり治りやすくする処方。咬まれた人を寝かせ、他の人に酒で患部だけを洗ってもらう。洗ったら……これを越す。試してみよ。禁忌はない。

八、巣

066 巣(一)者、侯天甸而兩手相□、鄉甸祝之曰、東方之王、西方□□、□主冥冥(二)人星(三)、二七而□

巣には、天の甸（靁）を侯《うかが》（候）いて、兩手もて相……。甸（靁）に鄉《むか》（嚮）いて之を祝して曰く、「東方の王、西方……、冥冥たる人星を主《つかさど》れ」と。二七にして……。

【注釈】

（一）巣――いかなる病態か不詳。「臊」の仮借として狐臭（腋臭）のこととする説（馬継興）があるが、ここで突然、腋臭の治法が書かれているとは考えにくく、疑わしい。

（二）冥冥――暗いさま。『文選』に載せる潘岳の「寡婦賦」に「雖冥冥而罔覿兮」とあり、李善注に「冥冥、幽昧也」とある。また揚雄の『法言』問明に「鴻飛冥冥」とあり、これは高く遠い空を意味している。下の「人星」が星であれば、このほうがよいか。

（三）人星――「星」は「腥」と解し、体臭のこととする説もある。字の通り星だとすると、『魏書』術芸伝に載せる張淵の「観象賦」に「人星麗玄以閑逸」とあり、張淵の自注に「人星五星は車府（星座の名）の南に在り。……石氏経に曰く、人星優游すれば、人乃ち安寧」とある。歴代正史の「天文志」では『晋書』『隋書』にみえ、それ以前のものにはみられない。この人星が五十二病方のものと同一であるかは不明。

【口語訳】

八、巣

巣にかかったら、空に雷が光る時を見はからって両手をすりあわせ、雷に向かって呪文を唱える。「東方の王よ、西方……よ、小暗い人星を統率せよ」。十四回繰りかえして……。

067　一、取牛𦙶、烏豙、桂、冶等、殽(一)□□以□病。

一に、牛の𦙶《にく》・烏豙（喙）・桂を取りて、冶《つ》き等しくす。……を殽《ま》ぜて……以て病を……。

【注釈】

（一）殽――『漢書』芸文志に「諸子の言、紛然殽乱」とあり、顔師古注に「殽、雑也」とある。

【口語訳】

別方、牛の肉と烏頭と桂、同量ずつを撞き砕いて、混ぜ……それで病を……。

九、夕下

068 □（一）、以黄柃（二）、黄柃長三寸、合盧（三）大如□□豆卅、[去]皮而幷[冶]□搗而煮、[令]
069 沸、而溍去其宰、卽以□□凄夕□、已乃[以][脂]□所冶藥傅□
070 之。節復欲傅之。凄傅之如前。[已]、夕下[靡]□

……には、……黄柃（芩）を以てす。黄柃（芩）長きこと三寸、合盧大きなること……豆の如き卅、皮を去りて、幷わせ治《つ》く。……搗《つ》（搗）きて之を煮、沸かして其の宰（滓）を溍《すみやか》（晉）に去ら令む。卽ち……を以て夕□に凄《そそ》（洒）ぐ。已《や》めば、乃ち脂……を以て……治く所の藥……之に傅《つ》く。節《も》（卽）し復た之を傅けんと欲すれば、之を凄《そそ》（洒）ぎ傅くること、前の如くす。已《や》めば夕下靡《な》し。

【注釈】

（一）□――従来の釈文では目録の記載からしてみな「夕下」の二字があったと推定している。二字分のスペースがあるか。また目録も「夕下」と読みうるか、疑問が残る。「夕下」は皮膚病の一種とみるむき（馬継興）もあるが、根拠に欠ける。

（二）黄柃――黄芩。第17行・注（三）を見よ。

（三）合盧――不詳。「奄閭」と同音で同一品とする説（馬継興・張顕成）がある。『神農本草経』上品「奄閭子」条に「五蔵瘀血、腹中水気、臚脹留熱、風寒湿痺、身体諸痛を治す」とある。奄閭子にはキク科のハイイロヨモギの果実があてられる。

【口語訳】

九、夕下

夕下には、黄芩を用いる。黄芩は三寸の長さにし、合盧は……大豆ぐらいの大きさのもの三十個を皮を取り去り、いっしょに撞き砕く。……搗いてこれを煮て、沸騰したらすぐに滓を除き、すぐに……で夕（下）を洗う。それがおわってから脂……で……撞き砕いた薬を患部につける。もしもう一度つけたい時には、前と同じように患部を洗ってつける。それがすめば、夕下はなくなる。

十、毒烏家

071　毒烏家者(一)、炙□、歙小童弱(二)、若産齊赤(三)、而以水歙□

烏家(喙)に毒せらるれば、……を炙《あぶ》り、小童の弱《ゆばり》(溺)、若しくは産齊(臍)の赤きを歙(飲)み、水を以て……歙(飲)む。

【注釈】

(一)毒烏家――トリカブト根によるアコニチン中毒症。アコニチンは猛毒性のアルカロイドで、中枢神経を麻痺させ、致死量は少量であるから、古来、毒殺用に用いられたが、一方では治病薬としても利用された。

(二)小童弱《でき》――「弱」は溺に同じく尿のこと。すなわち小児の尿。人尿は古来、しばしば薬用とされた。「小童弱」は第373行にも、また「少嬰兒弱」が第359行に、「南潼(男童)弱」が第375行に、「弱」が第90・276・292・440行に用いられている。

(三)産齊赤――産は生の意。斉赤は不詳。斉は第5行にも見える。第25行の「薺」(薺菜)とするむき、あるいは「薺尼」の可能性を指摘するむき、「赤」は「尺」(長さの単位)と解するむきなどがある。

【口語訳】

十、毒烏喙

烏頭の毒にあたった時は、……火にかざし、小児の小便もしくは産斉赤を飲み、水で……飲む。

072

一、屑[勺]藥、(一) [以][ ]半棓、以三指大捽、歙之。

一に、勺（芍）藥を屑《くだ》きて、……半桮（杯）を以て、三指大捽（撮）を以て、之を歙（飲）む。

【注釈】

（一）勺藥――芍薬に同じ。『神農本草経』中品に「勺薬」が収載、「邪気・腹痛を治し、血痺を除き、堅積・寒熱・疝瘕を破り、痛みを止め、小便を利し、気を益す」という。ボタン科のシャクヤクの根。第299行には「芍樂」とあり、草冠のつく字が逆になっているが、同じ。

【口語訳】

別方、芍薬を砕いて、半杯の……で、三本指で大きく一つまみして飲む。

073

一、[取]杞本長尺、大如指、削、舂木臼中、煮以酒

一に、杞本長きこと尺、大きなること指の如きを取りて、削る。木の臼の中に舂《うすづ》（舂）き、煮るに酒……を以てす。

【口語訳】

別方、長さ一尺・太さ指ほどの杞の根を取り、削って木製の臼の中で搗き、酒……で煮て……。

074

一、以□汁粲叔（一）若苦（二）、已。

一に、……の汁を以て、叔（菽）若しくは苦を粲《の》（餐）めば、已ゆ。

【注釈】

（一）叔――菽に同じ。豆。第189行・注（一）参照。

（二）苦――不詳。「大苦」の略で、豉・豆豉（大豆）のこととする説（馬継興・張顕成）がある。豉は『名医別録』品。

【口語訳】

別方、……の汁で大豆もしくは苦を飲めば、治る。

075

一、煮鐵（一）、歓之。

一に、鐵を煮て、之を歓（飲）む。

【注釈】

（一）鐵――鉄に同じ。『神農本草経』中品の「鐵落」条に「鐵」も併載され「肌を堅くし、痛みに耐う」という。

【口語訳】

別方、鉄を煮て、飲む。

076　一、禺人毒者、取麋蕪（一）本若□薺一□傅宥。

一に、禺（遇）《たまたま》々人に毒せらるれば、麋（蘼）蕪の本、若しくは……薺一……を取りて……宥（痏）に傅《つ》く。

【注釈】

（一）麋蕪――蘼蕪に同じ。『神農本草経』中品に「蘼蕪」が収載され、「欬逆を治し、驚気を定め、邪悪を辟け、蠱毒・鬼注を除き、三虫を去る」という。『名医別録』はこれを「芎藭の苗」とし、以後、基原植物を『神農本草経』中品の「芎藭」（今日ではセリ科のセンキュウがあてられる）と同一とみなされるようになったが、両者は別植物だとする説（森立之）もある。第287行にも「蘼蕪の本（根）」が用いられている。

【口語訳】

人から毒をうけた場合は、蘼蕪の根もしくは……薺一……を取り、……傷口につける。

077　一、穿地□尺、而煮水一甕□一音。

一に、地を穿《うが》つこと……尺、而して水を一甕に煮て……一音（杯）。

【口語訳】

別方、地面を……尺掘り下げ、一かめの水を煮て……一杯……。

十一、蠆

078 □以財餘薤（一）

蠆（蠆）には、……以て財《わず》かに薤を餘《ま》（籴）ぜ……。

【注釈】

（一）□——欠損しているが、目録の記載からして冒頭に「蠆」の字があったと推定される。ここでの「蠆」は「蠆」と同字で、蠍（サソリ）を指すことは疑いなかろう。中国大陸で知られるサソリは普通はキョクトウサソリで、家屋内に侵入し、被害はかなり多く、死亡例も稀にあるという。また南方ではヤエヤマサソリやマダラサソリなども知られる。

【口語訳】

十一、蠆

さそりに刺された場合には、……そうしてラッキョウ……だけを混ぜ……。

079 □□□□□

……

【口語訳】
……

080　一、濡、以鹽傅之、令牛吔之。

一に、濡らし、鹽を以て之に傅《つ》く。牛をして之を吔《な》（舓）め令む。

【口語訳】
別方、（患部を）ぬらして塩をつけ、牛にそこを舐めさせる。

081　一、以疾黎（一）、白蒿（二）、封之。

一に、疾（蒺）黎（藜）・白蒿を以て、之を封ず。

【注釈】
（一）疾黎――蒺藜に同じ。『神農本草経』上品に「蒺藜子」（原本では「疾黎」か）が収載され、「悪血を治し、癥結・積聚を破る。喉痺・乳難」という。ハマビシ科のハマビシの果実があてられる。
（二）白蒿――『神農本草経』上品に「白蒿」が収載され、「五蔵の邪気、風寒・湿痺を治し、中を補い、気を益し、毛髪を長じて黒ならしめ、心懸、小食・常飢を療す」という。キク科のタカヨモギなどがあてられる。

【口語訳】

別方、蒺藜と白蒿で、患部をふさぐ。

082 一、涶之、賁、兄父産大山、而居□谷下□□不而□□□□而鳳鳥
083 尋尋冢且貫而心。

一に、之に涶《つばき》（唾）して、賁《ふ》（噴）く。「兄・父大山に産まれ、而……谷の下に居り。……不而……而鳳鳥……尋尋として冢《いか》（豪）り、且つ而《なんじ》が心を貫かん」。


【口語訳】

別方、患部に唾を吐いて、息を吹きつける。「父や兄は大山に生まれ、……谷のふもとに住む。……不而……而鳳鳥……。たちまち怒ってお前の心臓をつきとおすぞ」。

084 一、父居蜀、母爲鳳鳥蓐、毋敢上下。尋□□而心。

一に、「父は蜀に居り、母は鳳鳥の蓐と爲る。敢えて上下すること毋かれ。尋……而が心を……。


【口語訳】

別方、「父は蜀に住み、母は鳳凰のむしろとなる。決して上下してはならない。尋……お前の心臓を……」。

十二、蛭食

085
蛭(一)食人胻股□卩、産其中者、幷黍(二)、叔、秫(三)、三、炊之、[烝]以□病。

蛭 人の胻股を……食らい、其の中に産まるれば、黍・叔（菽）・秫（朮）三を幷わせて、之を炊《かし》ぐ。烝《む》（蒸）して以て……病を……。

【注釈】

（一）蛭――環形動物ヒル綱のチスイビル・ヤマビル・ハナヒルなどがあり、人体にも取り付いて吸血する。

（二）黍――『名医別録』下品に「黍米」が収載される。キビ。モチキビ。第217行にもみえる。また第268行には「黍腏」、第450行には「黍潘」ともみえる。

（三）秫――木扁か禾扁かはっきりしない。第25行の「秫根」などと同じく、『神農本草経』上品の「朮」にあてる説（馬継興・張顕成）があるが、第332行の「秫米」と同じく、『名医別録』中品の「秫米」（モチアワ）にあてる説（山田慶児）もある。ここでは後者の可能性が高いか。

【口語訳】

十二、蛭食

ヒルが人のすねやももや……に食いつき、その中に寄生した場合、モチキビ・大豆・モチアワの三種をいっしょにして炊いて、蒸らし……病を……。

086　一、𩐁蛇（一）傅〔之〕

一に、蛇を𩐁《なます》（齏）にして之を傅《つ》く。

【注釈】

（一）蛇――蟹（カニ）の一種。蟹の六足のものをいうとする説なども従来あるが、不詳。

【口語訳】

別方、蛇を細かく刻んで、つける。

十三、蚖

087　蚖(一)。塗蘭(二)、以酒沃、歙其汁、以宰封其痏、數更之、以熏□

蚖《まむし》。蘭を塗《なます》（齏）にして、酒を以て沃ぎ、其の汁を歙（飲）む。宰《かす》（滓）を以て其の痏を封ず。數々《しばしば》之を更《あらた》めて、以て熏……。

【注釈】

（一）蚖――毒蛇の一種であろう。『名医別録』有名未用品に「蚖類は痺・内漏を治す。一名蚖短。土色にして文あり」という。また『名医別録』下品「蝮蛇胆」の陶注に「蝮蛇は黄黒色にして、黄頷・尖口なり。毒最も烈し。虺は形短くして扁なり。毒は蚖と異ならず。人に中たりて即ち療せざれば多くは死す」というから猛毒性の蛇であろう。

（二）蘭――『神農本草経』上品に「蘭草」が収載され、「水道を利し、蠱毒を殺し、不祥を辟く」という。キク科のフジバカマがあてられる。第140・143行にもみえる。また第437行には「蘭根」ともある。

【口語訳】

十三、蚖

まむしには、フジバカマを細かく刻んで、酒を注ぎ、その汁を飲む。滓で傷口をふさぎ、何度もそれをとりかえ、以熏……。

088　一、以葪（一）印其中顛。

一に、葪を以て、其の中顛に印す。

【注釈】
（一）葪――「芥」に同じとして『名医別録』上品の「芥」（カラシナ）にあてる説（馬継興・張顕成）、あるいは「薊」（大小薊）としてアザミの類の可能性を指摘する説（山田慶児）もある。

【口語訳】
別方、葪で病人の頭頂部にしるしをつける。

089　一、以産豚豙（一）麻之。

一に、産《なま》なる豚豙を以て、之を麻《す》（磨）る。

【注釈】
（一）産豚豙――産は生《なま》の意。豚豙を熟語として一品とみなすか、豚と豙を別品とみなすかについては見解が分かれる。豙は藙で、食茱萸のこと、豚は肥大したという意で、産豚豙は、生の肥大した食茱萸とする説（馬継興）がある。一方、産豚は新鮮な豚肉、豙は食茱萸とする説（張顕成）もある。あるいは藙は呉茱萸である可能性を指摘するむきもある（山田慶児）。

【口語訳】

別方、生の豚家で傷口をこする。

090 一、以菫(一)一陽筑封之、卽燔鹿角(二)、以弱歙之。

一に、菫を以て、一たび陽《さら》し筑《つ》（築）きて、之を封ず。卽《すなわ》ち鹿角を燔きて、弱《ゆばり》（溺）を以て之を歙（飲）む。

【注釈】

（一）菫――菫がいかなる植物であるかについては古来諸説があり、一定しないが、ここでは菫菜の全草とする説（馬継興・張顕成）がある。第351行には、「菫葉」（および本）の文字がみえる。

（二）鹿角――シカのツノ。『神農本草経』中品「鹿茸」条に「角は悪瘡・癰腫を治し、邪悪の気、留血の陰中にあるを逐う」という。

【口語訳】

別方、菫を一度陽に干して、擣いて固め、傷口をふさぐ。すぐに鹿の角を燃やして、尿でこれを飲む。

091 一、谷、譆、年、茧(一)殺人今茲、有復之。

一に、谷《は》（吹）く。「譆《ああ》、年よ、人を今茲《ここ》に茧《さ》し殺せ」と。有（又）た之を復す。

（一）茧――「蠚」に同じ。毒虫や毒蛇が刺す意。『漢書』田儋伝に「蝮蠚手則斬手、蠚足則斬足」とあり、顔師古注に「応劭曰く、蝮、一名虺。

蠚は、螫なり。人の手足を螫《さ》せば則ち其の肉を割去す。然らざれば則ち死す」とある。

【口語訳】

別方、息を吐いて、「ああ、年よ、人をここに刺し殺せ」と唱え、もう一度くりかえす。

092 一、以青粱米(一)爲鬻、水十五而米一、成鬻五斗、出、揚去氣、盛以新瓦甕、冥口以布三□

093 卽封涂厚二寸、燔令泥、盡火而歠之、痏已。

【口語訳】

一に、青粱の米を以て鬻《かゆ》（粥）と爲す。水十五にして米一なり。鬻《かゆ》（粥）を成すこと五斗。出ずれば、揚げて氣を去る。盛るに新しき瓦甕を以てす。口を冥《おお》（冪）うに布三□を以てし、卽ち封じ、涂《ぬ》（塗）ること厚さ二寸。燔《や》きて泥せ令《し》む。火を盡くして之を歠《すす》れば、痏（痏）已《い》ゆ。

【注釈】

（一）青粱米――『名医別録』中品に「青粱米」が収載され、「胃痺・熱中・消渇を主り、洩痢を止め、小便を利し、気を益し、中を補う」という。アワの類。

【口語訳】

別方、青粱米で粥を作る。水を十五に米を一の割合で、五斗の粥を作る。できたら、火から外して湯気をとり去る。新しい素焼きのかめに盛り、口を三……の布で覆い、すぐに厚さ二寸に塗りこめ、火であぶって封をする。火が尽きてからこれをすすれば、傷が治る。

094　一、亨三宿、雄雞二、洎水三斗、孰而出、及汁更洎、以食□逆甗下、炊五穀、兎□
095　肉陀甗中、稍沃以汁、令下盂中、孰、歙汁。

一に、亨《に》（烹）ること三宿、雄雞二、水を洎《ひた》すこと三斗。孰《に》（熟）ゆれば出だし、及び汁を更に洎《そそ》ぐ。以て食□甗の下に逆《う》く。五穀（穀）・兎……の肉を陀《ほか》（他）の甗中に炊《かし》ぎ、稍々沃《そそ》ぐに汁を以てす。盂中に下ら令《し》め、孰《に》（熟）て、汁を歙（飲）む。

【口語訳】

別方、雄鶏二羽を水三斗にひたし三晩煮る。よく煮えたら鶏を取り出し、ならびに汁をつぎたす。それを食……蒸器の下に受ける。別の蒸器で五穀と兎……の肉を炊き、少しずつ煮汁をそそぎかけて、うけ鉢の中にしたたらせ、煮て汁を飲む。

096　一、賁谷、伏食（一）、父居北在、母居南止、同産（二）三夫、爲人不德、已。不已、青傅之。

一に、賁（噴）き谷《ふ》（吹）きて、「伏《の》（服）み食らえ。父は北に居りて在り、母は南に居りて止まる。同産の三夫、人と爲り徳ならず」と。已《い》ゆ。已《い》えざれば、青を之に傅く。

【注釈】

（一）伏――「服」に通ず。『史記』項羽伝に「衆乃皆伏」とあり、同じ話が『漢書』項籍伝では「衆乃皆服」となっている。

（二）同産――同母の兄弟・姉妹のこと。『漢書』元帝紀に「保父母同産之令」とあり、顔師古注は「同産、謂兄弟也」とし、また『漢書』景十三王伝に「斉与同産姦」とあり、注は「謂其姉妹也」という。しかし、『漢書』元后伝の「太后同産」の注には、「張晏曰、同父則為同産、不必同母也」とあり、同父であれば「同産」とする説もある。

（三）青――空青のことか。「空青」は『神農本草経』上品に収載され、「青盲・耳聾を治し、目を明らかにし、九竅を利し、血脈を通じ、精神を養う」という。孔雀石など塩基性炭酸銅があてられる。

【口語訳】

別方、息を吹きかけて、「飲み、食らえ。父は北方に住んでおり、母は南方に留まっている。兄弟三人は、人柄がよろしくない」と唱えれば治る。治らなければ空青を傷につける。

097 一、湮汲一音入奚蠡中、左承之、北鄉、鄉人禹步三（一）、問其名、卽曰、某某年□今□

098 歙[半]音、曰[病]□□[已]、徐去徐已、卽復奚蠡、去之。

一に、湮《しず》ませ汲むこと一音（杯）、奚蠡《ひさご》の中に入る。左もて之を承《う》け、北に鄉《む》（嚮）かい、人に鄉《む》（嚮）かいて禹歩すること三。其の名を問い、卽ち曰う、「某某、年……今……」と。歙（飲）むこと半音（杯）にして曰う、「病……已ゆ、徐《おもむ》ろに去り、徐ろに已えよ」と。卽ち奚蠡を復《くつがえ》（覆）して、之を去る。

【注釈】

（一）禹歩――特殊なステップを踏むことで呪術的な力を得る方法。『抱朴子』や道教の文献に見える。医学の文献では、『千金翼方』禁経上・下に禹歩を用いた治療法が見える。また、周家台三〇号秦墓の「病方及其它」でも、九例で禹歩が用いられている。一例を挙げると、「馬心（馬のある種の疾病）」の治療法に、「禹歩三、鄉（向）馬祝曰『高山高郭、某馬心天、某為我已之、并□侍之』。即午畫地、而最（撮）其土、以靡（摩）其鼻中」とある。ここには禹歩以外にも、五十二病方でも用いられている呪文による治療法や、第13行に見られる「畫地」もあり、五十二病方の呪術的治療と非常によく似ている。

【口語訳】

別方、沈澱させた泥水の上澄みを一杯、ひょうたんに入れ、左手でもち、北向きに、病人の方へ三回禹歩して、その名を尋ね、すぐに言う、「某某、年は……今……」。水を半杯飲んで言う、「病気は……治る。ゆっくりと離れ、ゆっくりと治れ」。すぐにひょうたんをひっくりかえして、そこから立ち去る。

099　一、煮鹿肉（一）若野彘肉（二）、食之、歠汁。・精。

一に、鹿肉若《も》しくは野彘の肉を煮て、之を食らい、汁を歠《すす》る。・精し。

【注釈】

（一）鹿肉——シカの肉。『名医別録』中品。「中を補い、五蔵を強くし、気力を益す」という。

（二）野彘肉——野生のイノシシの肉。野猪は『新修本草』下品。

【口語訳】

別方、鹿の肉または猪の肉を煮て、それを食べ、煮汁を吸う。・最良方。

100　一、燔貍皮（一）、冶灰、入酒中、歓之。多可殹、不傷人。煮羊肉（二）、以汁□之。

101　取井中泥（三）、以還封其傷、已。

一に、貍の皮を燔きて、灰を冶き、酒中に入れて、之を猷（飲）む。多くとも可なり、人を傷《そこな》わず。羊肉を煮て、汁を以て之を……、井中の泥を取りて、以て其の傷を還（環）封すれば、已ゆ。

【注釈】

（一）貍皮――貍（狸）の皮。貍は『名医別録』中品。ネコ科のヤマネコ、ないしはイヌ科のタヌキがあてられ、この場合いずれかは断定しがたい。

（二）羊肉――ヒツジの肉。『名医別録』中品に「羊肉」が収載され、「中を緩め、字乳・余疾、及び頭脳大風汗出、虚労・寒冷を主る。中を補い気を益し、心を安んじ驚を止む」という。

（三）井中泥――井戸中の泥砂。『名医別録』中品「井中苔及萍」条に陶弘景注として「井底泥」の薬効が説かれる。

【口語訳】

別方、狸の皮を燃やして、灰を擣き砕き、酒の中に入れて飲む。量は多くてもかまわない。人に害にならない。羊の肉を煮て煮汁でそれを……、井戸の中の泥を取って、それで傷口を環状にふさげば、治る。

十四、尤

102 尤(一)。取敝蒲席(二)若藉之弱(三)、縄之、卽燔其末、以久尤末、熱、卽抜尤去之。

尤（疣）には、敝《やぶ》れたる蒲《がま》の席《むしろ》、若《も》しくは藉《しきもの》の弱《わか》きを取り、之を縄《あざな》う。卽ち其の末を燔きて、以て尤（疣）の末に久（灸）す。熱ければ卽ち尤（疣）を抜きて之を去る。

【注釈】

（一）尤——疣あるいは肬に同じ。すなわち疣贅（いぼ）。

（二）敝蒲席——第12行・注（二）参照。

（三）弱——「若い」の意。『史記』五帝本紀に「黄帝……弱而能言」とあり、司馬貞の索隠に「弱謂幼弱時也」とある。

【口語訳】

十四、疣

いぼには、ぼろぼろのガマ製のむしろ、またはしきものの若い葉を取って、縄をない、すぐにその端を燃やして、それでいぼの先に灸をすえる。熱くなったら、すぐにいぼを引き抜いて取り去る。

103　一、令尤者抱禾（一）、令人嘑曰、若胡爲是、應曰、吾尤。置去禾、勿顧。

一に、尤（疣）者をして、禾《あわ》を抱《いだ》か令《し》め、人をして嘑ば令めて曰く、「若《なんじ》、胡《なん》ぞ是《これ》を為《な》すや」と。應じて曰く、「吾、尤（疣）なり」と。禾を置き去りて、顧ること勿《な》かれ。

【注釈】
（一）禾――「禾」の字かどうか確定しがたいが、そうであるとすれば、アワなどのイネ科の穀物。

【口語訳】
別方、いぼの患者にアワをかかえさせ、人に呼びかけさせる。「お前はどうしてこんなことをするんだ」。これに答えて、「私はいぼだ」。アワを置いて離れ、ふり返ってはならない。

104　一、以月晦日之丘井有水者、以敝帚（一）騒（二）尤二、七（三）祝曰、今日月晦、騒尤北、入帚井中。

一に、月晦の日を以て、丘に之《ゆ》き、井に水有れば、敝《やぶ》れたる帚を以て尤（疣）を騒《はら》（掃）うこと二、七たび祝して曰く、「今日、月晦なり。尤（疣）を北に騒《はら》（掃）う」と。帚を井の中に入る。

【注釈】
（一）敝帚――使い古した帚（ほうき）。
（二）騒――「掃」に通ず。『史記』李斯列伝に「由竈上騒除」とあり、司馬貞の索隠に「騒、音は埽。秦の天下を并《あわ》せんと欲するは、炊婦の竈上の不浄を埽除するが如く、難と為《な》すに足らざるを言う」とある。「埽」は「掃」と同じ。

（三）二、七――原文には読点を示す「└」の記号がある。

【口語訳】

別方、みそかの日に丘のうえの水のある井戸に行き、使い古しのほうきでいぼを二回掃き、七回呪文を唱える。「今日はみそかだ。いぼを北方に掃き出す」。ほうきを井戸の中に入れる。

105 一、以月晦日日下餔時（一）、取凷大如雞卵者、男子七、女子二[七]、先凷置室後、令南北□

106 以晦往之凷所、禹歩三、道南方始、取凷[言]曰凷言曰、今日月晦、靡尤北、凷一靡□

107 已靡、置凷其處、去勿顧、靡大者。

一に、月晦の日の、日《ひる》の下餔時を以て、凷《つちくれ》（塊）の大なること雞卵の如き者を取る。男子は七、女子は二七。先ず凷（塊）を室後に置きて、南北に……せ令《し》む。晦きを以て之《こ》の凷（塊）の所に往き、禹歩すること三、南方道《よ》り始め、凷（塊）を取りて言いて曰く、「今日、月晦なり。尤（疣）を北に靡《す》（磨）る」と。凷（塊）もて一たび靡《す》（磨）り……已《すで》に靡（磨）れば、凷（塊）を其の處に置き、去りて顧ること勿かれ。大なる者を靡《す》（磨）れ。

【注釈】

（一）下餔――時間帯を表す語。下晡ともいう。用例が少ないため、何時から何時を指すのか正確にはわからないが、午後四時前後の時間帯である。『漢書』五行志・下之下に「晡時に食（日食）西北従りし、日下晡時に復す」とあり、あるいは「日下餔」で一つの言葉かもしれない。

【口語訳】

別方、みそかの日の昼、午後四時頃に、鶏卵大の土くれを、男は七個、女は十四個取る。先に土くれを部屋の後方に置いて南北に（ならべる）。日が暮れてから、この土くれのところに行き、三回禹歩して、南側から始め、土くれを手にして言う。「今日はみそかだ。いぼを北方にこする」。土くれで一回こすり……こすり終ったら土くれをそこに置いて立ち去り、ふり返ってはならない。大きなものをこすれ。

108　一、以月晦日之內後、曰、今日晦、弱又內北、靡又內辟二七。

一に、月の晦日を以て、內の後ろに之《ゆ》きて、曰く、「今日晦なり。又（疣）を內の北に弱《す》（搦）る」と。又（疣）を內の辟《かべ》（壁）に靡《す》（磨）ること二七。


【口語訳】

別方、みそかの日に寝室の後方に行って、言う。「今日はみそかだ。いぼを寝室の北側にこすろう」。いぼを寝室の壁に十四回こする。

109　一、以朔日、葵莖(一)靡又二七、言曰、今日朔、靡又以葵戟、有以殺本若(二)道旁葥根(三)二七投

110　澤若淵下。・除日(四)已望(五)。

一に、朔日《ついたち》を以て、葵の莖《くき》もて又（疣）を靡《す》（磨）ること二七。言いて曰く、「今日、朔なり。又（疣）を靡（磨）る

に葵の戟（幹）を以てす」と。有《また》（又）殺（椵）の本、若《も》しくは道の旁《かたわら》の萷（葥）根を以てすること二七。澤若しくは淵に投げ、下す。・除日、已望。

【注釈】

（一）葵莖——アオイの茎部。『神農本草経』上品には「冬葵子」が収載される。第181行・注（二）参照。

（二）殺本——「殺」は「椵」と同じで、茱萸に似た植物とされる。あるいは「藙」と同じで呉茱萸のことともいう（『神農本草経』「呉茱萸一名藙」）。本は根。

（三）萷根——「萷」は「葥」と解釈されるが、原植物については説が分かれる。『神農本草経』上品の「地膚子」に相当するとも、山莓（木莓）ともいう。あるいは上接の語と続けて「道旁萷」の一語とし、車前草と解釈するむきもある。

（四）除日——日取り占いの用語。『淮南子』天文訓では「建・除・満・平・定・執・破・危・成・収・開・閉」を十二支に配当している。この占法は建除家といわれる。「除日」という表現は、雲夢秦簡の『日書』にみられる。

（五）已望——既望と同じであろう。既望は陰暦の十六日とされるが、十五六日以後二十二三日までとする説（王国維『観堂集林』）もある。

【口語訳】

別方、ついたちにアオイの茎でいぼを十四回こすり、言う。「今日はついたちだ。いぼをアオイの茎でこする」。また椵の根あるいは路傍の葥の根で十四回こすり、沢もしくは淵にそれを投げすてる。・除日か既望でもよい。

111　一、祝尤、以月晦日之室北、靡宥、男子七、女子二七、曰、今日月晦、靡宥室北、不出一月宥已。

一に、尤（疣）を祝す。月の晦日を以て室の北に之《ゆ》き、宥（疣）を靡《す》（磨）ること、男子七、女子二七。曰く、「今日、月晦し。宥（疣）を室の北に靡《す》（磨）らん」と。一月を出でずして宥（疣）已ゆ。

【口語訳】

別方、いぼに呪文を唱える。みそかの日に部屋の北側へ行き、いぼを男は七回、女は十四回こすり、言う。「今日はみそかだ。いぼを部屋の北側にこする」。一月以内にいぼは治る。

十五、顛疾

112 顛疾(一)、先侍(二)白雞、犬矢(三)。發、卽以刀剝其頭、從顚到項、卽以犬矢□之、而中剝雞□
113 冒其所以犬矢濕者、三日而已。已卽孰所冒雞而食之、□已。

顛(癲)疾には、先ず白雞・犬矢(屎)を侍《そな》(偫)う。發《おこ》れば、卽ち刀を以て其の頭《かしら》を剝《と》(劙)き、顛從《よ》り項《うなじ》に到る。卽ち犬矢(屎)を以て之を……。而して雞の……を中より剝《と》(劙)きて、其の犬矢(屎)を以て濕《しめ》す所の者を冒《おお》う。三日にして已《や》む。已《や》めれば、卽ち冒う所の雞を孰《に》(熟)て、之を食らう。……已ゆ。

【注釈】

(一)顛疾――「顛」は顛倒の意で、「癲」に同じ。癲癇。発作的に起こる意識障害・痙攣を主徴とする症候群。第114行の「瘨疾」も同じ。

(二)侍――「侍」に通ず。そなえる。『国語』周語中に「偫而畚梮」とあり、韋昭注に「偫、具也」とある。

(三)犬矢――イヌの糞。

【口語訳】

十五、癲疾

癲疾には、前もって白鶏と犬の糞を用意する。発作がはじまったら、すぐに刃物で病人の頭から首まで切り開き、すぐに犬の糞でそこを……。そして鶏の……を真中から割いて、犬の糞で湿らせた部分にかぶせる。三日で止め、止めたらすぐにかぶせていた鶏を煮て食べる。……治る。

114　一、瘨疾者、取犬□(一)及禾在圏垣上□、段治、湮汲以歓之。

一に、瘨（癲）疾には、犬杘（矢）及び禾《あわ》の、圏《かこい》の垣の上に在る……を取りて、段《たた》（鍛）き治きて、湮《しず》ませ汲みて、以て之を歓（飲）む。

【注釈】

（一）犬□――従来の釈文では□は「尾」と読まれ、「犬尾」は狗尾草、あるいは狼尾草のこととされているが、□は「杘」のごとくにも見える。あるいは「𡲾」の誤字で、第112行にも見える「犬矢」のことではあるまいか。

【口語訳】

別方、癲疾には、犬の糞と囲いの垣根に生えているアワ……を取り、槌でたたきくだき、（水に入れて）沈澱させて上澄みを汲み、それを飲む。

十六、白處

115 白處[一]方。取灌青[二]、其一名灌曾、取如□□鹽廿分斗一、竈黄土[三]十分升一、皆冶而□
116 指、而先食歓之、不已、有復之而□灌青、再歓而已。•令。

白處の方。灌青を取る。其の一名は灌曾。如……鹽廿分の斗一・竈《かまど》の黄土十分の斗一を取りて、皆冶《つ》きて而……指、而先ず食して之を歓（飲）む。已えざれば、有《また》（又）之を復して、而□灌青、再《ふたた》び歓（飲）めば已《い》ゆ。•令《よろ》し。

【注釈】

（一）白處——白斑症のことであろう。皮膚の色素の脱失。白なまず、あるいは白癜風（癜風）などともいう。

（二）灌青——不詳。下接の句には別名「灌曽」というとあるが、いずれも文献にはみえない生薬名である。『神農本草経』上品の「曽青」との関連を疑うむき（馬継興・張顕成）もある。

（三）竈黄土——かまどの中の黄変灰土。第57行・注（三）参照。

【口語訳】

十六、白処

白処の処方。灌青を取る。灌曽ともいう。如……塩を二十分の一斗・かまどの黄土を十分の一斗取り、いずれも擣き砕いて而……指、先に食事をしてから之を飲む。治らなければ、またこれを繰り返し、灌青を……、もう一回飲めば治る。

•良方。

117 〔一〕□[其]□與其眞□治[之]□勿毀半斗、□甘鹽□

118 □[者]□中[卵]次之、以□

119 [冥][蠶]以[布][四]□□

120 蔡、已涂之、卽縣陰燥□□□□□□□□□□

121 厚蔽肉、扁施所而止、□之於□□[埶]弗能支而止、而止[施]□

122 雖兪而毋去其藥。藥其〔二〕□□□□□□殹。□[已]□。灸之之時、□食[甚]□

123 搜、及毋手傅之。以旦未[食][傅]藥。已〔傅〕藥[卽]歙善酒、極厭而止、卽灸□、已灸□

124 之而起、欲食卽食、出入歙食自次。[且][服][藥]、[先]毋食□二三日。〔服〕藥時毋[食]□

125 魚、病已如故。治病毋時。・二三月十五日到十七日取鳥卵、已□[卽][用]之□

126 鳥殹、其卵雖有人、猶可用殹。此藥已成、居雖十□歲到□歲、兪良□

127 而乾、[不]可以塗身、少取藥、足以塗施者、以美醯□之[於][瓦][鍽]中、漬[之]□

128 可河。稍如恆、煮膠〔三〕、卽置其鍽於䅘火上、令藥已成[而]發之。發之□[塗]□

129 冥以布、蓋以鍽、縣之陰燥所。十歲以前藥乃乾。

一に、……其……與其眞……。之を治するに、……毀すこと勿く半斗、……甘鹽……者……中、卵之に次ぐ。以……、蠶を冥《おお》（冪）うに布四……を以てし、……蔡、已《すで》に之を涂《ぬ》（塗）れば、卽ち陰に縣《か》（懸）けて燥《かわ》かす。……厚く肉を蔽《おお》いて、扁《あまね》（遍）く所に施して止《や》む。……之於……埶（熱）して支《ささ》うること能《あた》わざれば、止む。而止施……兪《い》（癒）ゆると雖も、而《しか》れども其の藥を去ること毋かれ。藥は其の……殹（也）。……已……之を灸《あぶ》るの時、……食甚……搜、及び手もて之を傅《つ》くること毋かれ。旦、未だ食せざるを以て、藥を傅《つ》く。已にして藥を傅くれば、即ち善き酒を歙（飲）む。極めて厭《あ》けば止めて、即ち炙……。已に炙りて之を……起つ。食らわんと欲すれば即ち食らい、出入・歙（飲）食は自ら次《ほしいまま》（恣）にす。旦《あした》に藥を服するに、先ず……を食する毋きこと二、三日。藥を服する時、……魚を食らうこと毋かれ。病已えれば故の如し。病を治するに時毋し。•二、三月十五日より十七日に到るまで鳥卵を取る。已にして、……即ち之を用う。……鳥《や》殹（也）、其卵人（仁）ありと雖も、猶《な》お用うべき殹《なり》（也）。此の藥已に成りて、居ること十□歳より□歳に到ると雖も、愈々《いよいよ》良し。……而乾《かわ》けば、以て身に塗る可からず。少しく藥の以て塗り施すに足る者を取りて、美《うま》き醯を以て之を瓦鬴中に於いて……、之を漬《ひた》し……河《あ》（和）う可し。稍々《ようよう》恆《つね》の如くなれば、膠を煮て、即ち其の鬴を稅（微）火上に置きて、藥をして已に成ら令め、而して之を發《ひら》く。之を發きて……塗……、冥《おお》（冪）うに布を以てし、蓋するに鬴を以てす。之を陰の燥ける所に縣《か》（懸）く。十歳以前に藥乃ち乾く。

【注釈】

（一）其――原文では墨消してある。

（二）膠――ニカワ（動物の皮・腱・骨を煮て得た粗製ゼラチン）。『神農本草経』上品には「白膠」「阿膠」の二品が収載される。第133・186・196・209行にもみえる。

【口語訳】

別方、……其……与其真……。これを治すには、……こわさないように半斗、……良質の塩……者……中、卵はこの次である。以……かめを布四……で覆い……雑草、塗ったらすぐにつるして陰干しにする。……厚く肉をおおい、患部に万遍なくつけてやめる。……之於……熱くて支えていられなくなったらやめる。つけるのを止め……治ってもその葉を取り除いてはいけない。薬は其……である。……已……それを火にかざす時、……食甚……捜、および手でこれをつけてはいけない。朝、食事しないうちに薬をつける。薬をつけたら、すぐに上等な酒を飲む。飲み飽きたら止めて、すぐに……火であぶる。火であぶったらそれを……起き上がる。食べたくなれば食べ、外出や飲食は好きにしてよい。明け方、薬を飲む時は、はじめに二、三日は……を食べてはいけない。薬を飲む時は、……魚を食べてはいけないが、病気が治ったらもとの通りにする。治療には決まった時期はない。・二月か三月の十五日から十七日の間に鳥の卵を採る。……したら、すぐにそれを使う。……鳥也、その卵に胚ができていても、使ってかまわない。この薬は一度できたら、十……年から……年おいてもますます良質になる。……乾燥したら、それを体に塗ることができない。薬を少々、塗るに足りるほどの量を取って、それを良質の酢で素焼のかめの中で……、それをひたし……混ぜるとよい。しだいに通常の状態になったら、ニカワを煮て、すぐにそのかめをとろ火にかけて、薬を仕上げてからくちを開ける。くちを開けて……塗……布で覆い、かめで蓋をする。これを日陰の乾燥した場所にかけておく。十年近くたつと薬はやっと乾燥する。

130 一、白瘧。白瘧者、白毋奏。取丹沙(一)與鱣魚血(二)、若以雞血(三)、皆可。雞湮居二□之□
131 以蚤(四)挈虘令赤、以□之。二日洒、以新布孰暨之、〔復〕傅。如此數、卅〔日〕而止。●令

一に、白瘧（處）。白瘧（處）とは、白くして奏《きめ》（腠）毋し。丹沙と鱣魚の血を取る。若しくは雞の血を以てするも、皆可なり。雞は湮《ふさ》ぎ居《お》くこと二……之……、蚤《つめ》を以て虘（處）を挈《きざ》（契）みて赤から令《し》め、以て之を……。二日にして洒ぎて、新布を以て孰《よ》（熟）く之を暨《ぬぐ》（摡）い、復た傅く。此くの如きこと數々なり。卅日にして止む。●令《よろ》し。

【注釈】

（一）丹沙――『神農本草経』上品に「丹沙」が収載され、「身体五蔵の百病を治し、精神を養い、魂魄を安んじ、気を益し、目を明らかにし、精魅・邪悪の気を殺す」という。朱砂ともいう。硫化水銀。第341行では単に「丹」とも。

（二）鱣魚血――チョウザメの血。「鱣魚」は陳蔵器の『本草拾遺』から収載。
（三）雞血――ニワトリの血。『名医別録』上品「丹雄雞」条の「血」項に「踒折・骨痛、及び痿痺を主る」という。
（四）挈――「契」に通ず。現行本『晏子春秋』諫下で「挈領而死」とあるところが、『後漢書』馬融伝の注に引く『晏子春秋』では「契領而死」となっている。ここでは「きざむ」の意。

【口語訳】

別方、白処。白処とは（皮膚が）白くなり肌目がなくなる。丹砂と鱣魚の血を取る。または鶏の血を用いても、どちらでもよい。鶏は閉じこめておき、二……之……爪で処を傷つけて赤くし、それを……。二日たったら洗い流し、新しい布で十分にふいてから、ふたたびつける。このようにたびたびくりかえし、三十日で止める。•良方。

十七、大帯

132 大帯者(一)、燔𡎼(二)、與久膏而□傅之。

大帯には、燔きたる𡎼と久《ふる》き膏と……之を傅く。

【注釈】

(一) 大帯――不詳。治療法、あるいは前後の病気からすると皮膚疾患かと思われる。

(二) 𡎼――不詳。

【口語訳】

十七、大帯

大帯の場合は、燃やした𡎼と古い脂肪とを……それをつける。

133 一、以清(一)煮膠、以涂之。

一に、清を以て膠を煮て、以て之を涂《ぬ》(塗)る。

【注釈】

（一）清――漉して澄んだ酒。『周礼』天官・酒正に「弁四飲之物、一曰清」とあり、その鄭玄注に「清は醴（あまざけ）の沸《こ》せる者を謂う」とある。

【口語訳】

別方、清んだ甘酒でニカワを煮て、それを塗る。

十八、冥病

134 冥病方(一)。冥者、蟲所齧穿者。其所發毋〔恆〕處、或在鼻、或在口旁、或齒齦、或在手指□

135 使人鼻抉指斷。治之以鮮產魚□而以鹽財和之、以傅蟲所齧□

136 □□□之。病已止。嘗試。毋禁。〔•〕令。

冥（螟）病の方。冥（螟）とは、蟲の齧み穿つ所の者なり。其の發する所に恆の處毋し。或るいは鼻に在り、或るいは口の旁らに在り、或は齒齦、或は手の指に在り……人をして鼻抉・指斷にせ使《し》む。之を治するに、鮮《あたら》しき產《なま》の魚を以て□而して鹽を以て財《わず》かに之を和《あ》えて、以て蟲の齧む所に傅け……之を……。病已ゆれば止む。嘗試《こころ》みよ。禁毋し。•令《よろ》し。

【注釈】

（一）冥病——不詳。下の原文の説明によると虫に咬まれて生ずる疾患という。馬継興は「冥」を「螟」と解し、螟虫（本来、植物の茎蕊を食べる虫）のこととし、あるいは症状の記載からして麻風病（ハンセン氏病）の類かとする。

【口語訳】

十八、冥病

冥病の処方。冥とは、虫がかんで穴をあけたものである。発症する場所は一定しておらず、鼻であったり、口の脇であったり、歯ぐきであったり、手の指……であったりして、患者を鼻かけや指なしにする。治療には、新鮮な魚を用い、……

して塩を少し混ぜて、それを虫がかんだ場所につけて……これを……。病気が治ったら止める。試してみよ。禁忌はない。

•良方。

十九、□蠸

137 □(一)以蠸一入卵中□之

138 □入□

139 兔皮(二)□

……蠸一を以て、卵中に入れて……之を…………入……兔皮……

【注釈】

(一) □——原本は本行頭を欠くが、原本目録からすると始めに「□蠸」という文字があったかと推定される。馬継興は蠸虫（有毒甲虫）による咬傷とみるが不詳。

(二) 兔皮——ウサギの皮。兔は『名医別録』に載るが、皮毛の薬用記載は『新修本草』から。第333行には「兔毛」もみえる。

【口語訳】

十九、□蠸

……蠸一匹を卵の中に入れて……それを……。……入……。兔の皮……。

140　一、韲蘭□

一に、蘭を韲《なます》（齏）にして……

【口語訳】

別方、フジバカマを細かく刻んで……。

141　一、以淳酒□

一に、淳《こ》き酒を以て……

【口語訳】

別方、濃い酒で……。

142　一、以湯沃□

一に、湯を以て……に沃ぎ……

【口語訳】

別方、湯を……に注ぎかけ……。

二十、疷

143　疷(一)。取蘭□□□□□

疷には、蘭を取りて……

【注釈】

(一) 疷――不詳。馬継興によると、「疷」は「瘨」の字と同じで、頭眩病とする説、あるいは「痎」の字と同じで、痎瘧（瘧病）と解する説があるという。

【口語訳】

二十、疷

疷の場合には、フジバカマを取って……。

144　一、灸榑(一)□之、以鉛裹(二)□疷。

一に、榑を炙《あぶ》りて……之を……、鉛を以て……裹《つつ》み……疷に……。

【注釈】

（一）榑——樺（カバ）に相当するという解釈、あるいは櫏（ゴンズイ）に相当するという解釈がある。

（二）鉛——『神農本草経』下品に「鉛丹」が収載され、「欬逆・胃反、驚癇・癲疾を治し、熱を除き、気を下す」という。ナマリ。

【口語訳】

別方、榑を火であぶり……それを……、鉛で……を包んで……疘に……。

二十一、人病馬不閒

145 病馬不閒(一)□□酸棗根三(二)□□以浴病者。病者女子□
146 男子□□子令女子浴之、卽以□□卽以女子初有布(三)□
147 燔□□最者一桮酒中、歙病者□
148 □奉、治以□雞、杸(四)、病者□□歙以布□
149 □者□詐、治以蜀焦(五)一委、燔□□酒中歙□
150 □靡如數。
151 □出舌、取蛇兌(六)□鄉者、與而□
152 □柏□擣者

馬不閒（癇）を病めば、……酸棗の根三……以て病者に浴ぶ。病者女子なれば……男子……、子なれば女子をして之を浴び令め、卽ち……を以て……、卽ち女子の初、布に有《たも》ちたるを以て……燔き……最（撮）の者を一桮（杯）酒中に……病者に歙（飲）ましむ。

……奉、治するに……雞・杸を以てす。病者……歙（飲）以布……

……者□詐、治するに蜀焦（椒）を以てし、一たび委《も》（捼）み、燔き……酒中歙（飲）……、靡《す》（磨）ること數《さだまり》の如し。

……舌を出だし、蛇兌（蛻）の□に鄉（嚮）きたる者を取りて、與而……

……柏……擣者……

【注釈】

（一）病馬不閒——馬継興は「人病馬不癎」と読み、人が「馬癎」に罹らないようにする処方と解するが不詳。『千金方』巻五には六畜癎として馬癎・牛癎・羊癎・猪癎・犬癎・鶏癎があげられ、「馬癎の病たる、口を張り、頭を揺がし、馬鳴して反折せんと欲す」という。『千金方』巻十四には陽癲・陰癲・風癲・湿癲・馬癲が記され、『外台秘要方』巻十五の引く『古今録験方』には牛癲・馬癲・狗癲・羊癲・雞癲（『千金方』『范汪方』も同じ）が記載されている。原本目録によるとこのあとに「人病□不閒」「人病羊不閒」「人病蛇不閒」「諸食病」「諸□病」の病項があったと推定されているが、本文には存在しない。残片1はこの頁の中間にあったと推定される。残片の多さや、これらの病項が本文に見えないことなどの状況から推すと、あるいはこの第21頁は前の帛（第1帛。～20頁まで）に属するもので、後の帛（第2帛）のこの頁に相当する部分は別にかつて存在したのではないかと考えられる。第1帛はいま14頁分しか見あたらないこともそれを裏付けるものではあるまいか。

（二）酸棗根——酸棗は『神農本草経』上品で、サネブトナツメがあてられる。通常は種子が薬用とされる。

（三）女子初有布——女性の初潮血の付いた下着。このほか、女性の下着である「女子布」は第229・281・337・458行に、処女の下着である「女子未嘗丈夫者布」は第463行に、女性の月経血の付着した下着である「女子月事布」は第260行に用いられている。

（四）柍——梅の類か。あるいは別説もある。『文選』に載せる張衡「南都賦」に「柍・柘・檍・檀」とあるが、李善注は「柍、未詳」としている。

（五）蜀焦——サンショウ。第1行・注（五）参照。「蜀焦」は第303行にも、「蜀𣏌」は第372行にも用いられている。

（六）蛇兌——『神農本草経』下品に「蛇蛻」として収載され、「小児百二十種の驚癎、瘈瘲・癲疾、寒熱・腸痔、虫毒・蛇癎を治す」という。ヘビの脱皮（ヌケガラ）。第251行にみえる「虫蛻」も同じ。

【口語訳】

二十一、人病馬不癇

馬不癇を患った場合、……酸棗の根三を……それを病人に浴びせる。病人が女ならば男に……、男ならば女に浴びさせる。すぐに……で……、すぐに女の初潮の血のついた下着を……燃やして……つまみを一杯の酒の中に……病人に飲ませる。……奉、治療には……鶏と梅を使う。病人が……飲み、布で……者……詐、治療には山椒を使い、一回もんで、燃やし……酒の中に……飲む。……決められた通りこする。……舌を出して、蛇のぬけがらの……に向いたものを取り、与而……柏……擣者……。

※　153〜177　記載不詳

二十二、⿸疒夆病(一)

178 ▯□□□乾葱(二)
179 鹽隋炙尻

……乾《かわ》きたる葱……隋（脽）に鹽して尻を炙る……

【注釈】

(一)⿸疒夆病——第178～218行はその内容や、原本目録の記載からすると「⿸疒夆病」の病項に相当するものと判断される。ただし第178行は⿸疒夆病の首行ではなく、この前に数行あったと考えられる。ここでの「⿸疒夆」は「⿸疒逢」や「癃」と同類字で、後代の「淋」もほぼ同義。小便排出に困難をともなう種々の疾患。

(二)乾葱——乾燥したネギ。葱の下の字が欠損しており、連結する字があったかも知れないが、『神農本草経』中品には「葱実」「葱茎」、『名医別録』中品には「葱白」「葱根」の薬用部位による薬名がある。「葱」は第456行にもみえている。

【口語訳】

二十二、癃病

……乾燥したネギ……陰嚢に塩をつけて尻を火であぶり……

180　一、逸華（一）以封隋及少□

一に、逸華にて、以て隋（脽）及び少……を封じ……

【注釈】

（一）逸華——不詳。

【口語訳】

別方、逸華で、陰嚢と少……に封をして……

181　一、治筴蓂（一）少半升、陳葵種（二）□□而□

一に、筴蓂少半升・陳《ふる》き葵種一□を治《くだ》き、而……

【注釈】

（一）筴蓂——「筴」は「策」「⿱竹析」と同字だとされる。『神農本草経』上品に「析蓂子」が収載され、「目を明らかにす。目痛・涙出。痹を除く。五蔵を補い、精光を益す」という。ナズナがあてられる。

（二）陳葵種——古い葵（アオイ）の種子。『神農本草経』上品に「冬葵子」が収載され、「五蔵六府の寒熱、羸瘦、五癃を治し、小便を利す。久服すれば骨を堅くし、肌肉を長ず」という。冬葵子にはフユアオイがあてられる。「葵」は第198・199・442行に、「陳葵」は第428行に、「葵種」は第196・201行に、「陳葵種」は第220行にも、「葵莖」は第109行に、「陳葵莖」は第377行にもみえる。

【口語訳】
別方、三分の一升のナズナと、一□の古いアオイの種を擣き砕いて、而……

182　一、涇汲水三斗、以龍須(一)一束幷者□

一に、涇《しず》ませ汲みたる水三斗、龍須（鬚）一束を以て幷わせ者《に》（煮）て……

【注釈】
（一）龍須――『神農本草経』上品「石龍蒭」の条に、「一名龍須。心腹の邪気、小便不利、淋閉、風湿・鬼注・悪毒を治す」という。「須」は鬚の意で、後世「龍鬚」とも書かれた。基原植物はコヒゲやイヌイなどがあてられることもあるが、詳細不明。

【口語訳】
別方、沈澱させた泥水の上澄み三斗に、一たばの龍須といっしょにして煮て……

183　一、久左足中指。

一に、左足の中指に久（灸）す。

【口語訳】
別方、左足の中指に灸をすえる。

184 一、□□三湮汲、取棓水、歕鼓三、曰、上有□□鋭某□〼
185 □□歙之復其棓。

一に、……三たび湮ませ汲みて、棓（杯）に水を取りて、歕《ふ》（噴）き鼓《よ》（呼）ばわること三たび。曰う、「上有……鋭某……」と。……之を歙（飲）みて其の棓（杯）を復《くつがえ》（覆）す。

【口語訳】

別方、……三回沈澱させた泥水を汲み、その水を杯に取り、三回息を吐き唱える。「上に……有り……鋭某……と」。……水を飲んでその杯をひっくりかえす。

186 一、□□及瘑不出者方。以醇酒入□、煮膠、［廣］□燔段□〼
187 火而焠(二)酒中、沸盡而去之、以酒［歙］［病］［者］、□歙之、令〼
188 起自次殹。不已、有復□、如此［數］。〔•〕［令］。

一に、……及び瘑《か》れて出でざる者の方。醇酒を以て□に入れ、膠を煮て、廣……燔き段（煆）きて……火……、而して酒中に焠《にら》ぐ。沸き盡くれば之を去る。酒を以て病者に歙（飲）ましむ。……之を歙（飲）む。……起は自ら次《ほしきまま》（恣）にせ令むる殹（也）。已えざれば、有《また》（又）……を復し、此くの如きこと數々なり。•令《よろ》し。

【注釈】

（一）焠――『漢書』王褒伝に「清水焠其鋒」とあり、顔師古注に「焠は焼きて水中に内《い》れ以て之を堅《かた》くするを謂《い》うなり」とある。

【口語訳】

別方、……および小便が出ない者の処方。濃い酒を……に入れ、ニカワを煮て、広……、焼いて……火、そして酒の中にじゅっとさし入れて、沸騰が止まったら取り去り、酒を病人に飲ませる。……それを飲む。……起きたりは好きにさせる。治らなければ、また……を繰り返し、何度もこのようにする。……•良方。

189 一、瘁、痛於脬及朿、痛甚、弱□痛益甚、□之、黑叔(一)三升、以美醯三□

190 煮、疾炊、潰、止火、潰下、復炊、參潰、止。浚取〔汁〕。牡〔厲〕(二)一、毒堇治(三)三、凡二物□□

191 取三指最到節一、醯寒溫適、入中□歓。歓先食〔後〕食次。壹歓病俞、日壹〔歓〕、

192 三日、病已。病已、類石如泔從前出。毋禁。毋時。治厲、毒堇不暴。以夏日至到□

193 毒堇、陰乾、取葉實、幷治。裹以韋臧、用、取之。歲更取毒堇、毒堇□

194 堇葉異小、赤莖、葉從纗者、□葉實味苦、前日至可六七日秀、□□

195 澤旁。•令。

一に、瘁（癃）は、脬《ゆばりぶくろ》及び朿《うち》に痛み、痛み甚しく、弱《ゆばり》（溺）すれば……痛み益々甚し。……之を……、黑叔《くろまめ》（菽）三升、美《うま》き醯三……を以て煮る。疾《と》く炊《かし》ぎて、潰《わ》（沸）けば、火を止め、潰（沸）き下れば、復た炊ぐ。參たび潰（沸）けば止《と》め、汁を浚《さら》え取る。牡厲（蠣）一・毒堇の治《くだ》き三、凡そ二物……、三指最（撮）もて節に到るまで一を取り、醯の寒溫適《かな》

えば、入れ、中……歙（飲）む。歙（飲）の先食後食は次《ほしきまま》（恣）にす。壹たび歙（飲）めば病愈《い》（癒）え、日に壹たび歙（飲）めば、三日にして病已《い》ゆ。病已ゆれば、石に類し泔《ゆする》の如き、前従《よ》り出ず。禁毋し、時毋し。厲（蠣）を冶き、毒菫は、暴（曝）さず。夏の日至を以て……に到り、毒菫を、陰に乾《かわ》かし、葉・實を取り、幷わせて冶き、裹むに韋《かわ》を以てして臧（藏）す。用うれば、之を取る。歲ごとに更に毒菫を取る。毒菫は……菫の葉に異なり小さく、赤き莖にして、葉に従（縦）の纗《おび》ある者なり。……葉・實は味苦し。日至に前んずること六、七日ばかりに秀《ひい》（秀）ず。……澤の旁らに……。•令し。

【注釈】

（一）黒叔――黒豆（クロマメ、黒大豆）。「叔」は第74・85・348・363・372・473・475行に、「良叔」は第478行にもみえる。

（二）牡厲――この「厲」の字は第192行の「厲」字によって推定されたもの。『神農本草経』上品に「牡蠣」が収載され、「傷寒・寒熱、温瘧洒洒、驚恚・怒気を治し、拘緩・鼠瘻、女子の帯下赤白を除く」という。カキの貝殻。

（三）毒菫――不詳。第192～195行には、その製剤加工法や、植物形態が記されているが、これだけでは原植物は推定できない。

【口語訳】

別方、癃は膀胱と腹部に痛みがあり、痛みは強く、小便をするとますます痛みがひどい。これを……、黒豆三升を、良質の酢三……で煮る。手早く炊いて、沸騰したら火を止め、沸騰が止んだらふたたび炊く。三回沸騰したら止めて、煮汁をさらえ取る。カキの殻一、撞き砕いた毒菫三、合わせて二種を……、三本指で第一関節まで一つまみして、（煮汁の）酢が適温になったら、入れて中……飲む。服用の食前食後は好きにしてよい。一回飲むと病気が改善し、一日一回飲めば三日で治る。病気が治ると、石に似たものが米のとぎ汁のようになって小便から出てくる。禁忌はなく、決まった時期もない。カキの殻は撞き砕き、毒菫は日にさらさない。夏至の日に、……行って……、毒菫は陰干しにして葉と実を取り、いっしょに撞き砕く。なめし皮で包んでしまっておき、必要な時に取り出す。毎年あらたに毒菫を採りかえる。毒菫とは……

菫の葉とちがって小さく、赤い茎で、葉に縦のすじがあるものである。□葉と実は味が苦く、夏至の六、七日ぐらい前に開花する。……沢のそばに……、・良方。

196　一、以水一斗、煮葵種一斗、[浚]取其汁、以其汁煮膠一廷半、為汁一参、而[　　]

一に、水一斗を以て葵種一斗を煮る。其の汁を浚え取りて、其の汁を以て膠一廷半を煮て、汁を参を一と為す。而……

【口語訳】

別方、一斗の水で一斗のアオイの種を煮て、その煮汁をさらえ取り、その汁で一本半のニカワを煮て、三分の一に煮つめて、而……

197　一、贛戎鹽(一)若美鹽(二)、盈[隋]、有以涂[隋]□[下]及其上、而暴、[若][　　]

一に、戎鹽、若しくは美鹽を贛《はこ》（贛）にして、隋（脽）を盈たし、有《また》（又）以て隋（脽）……の下及び其の上に涂（塗）りて、暴《さら》（曝）す、若しくは……。

【注釈】

（一）戎鹽――『神農本草経』下品「鹵鹹」の条に「戎塩」が併載され、「明目、目痛。気を益し、肌骨を堅くし、毒蠱を去る」という。岩塩（塩湖・塩地や土壌から採取された食塩）。

（二）美鹽――精製された食塩。

【口語訳】
別方、箱に入れた岩塩もしくは良質の塩で、陰嚢をみたし、またその塩を陰嚢……の下とその上に塗り、日にさらすか、または……。

198 一、［亭］［葵］而歙其汁。冬□□［本］、［沃］以□。

一に、葵を亭《に》（烹）て其の汁を歙（飲）む。冬には……の本を……、沃ぐに……を以てす。

【口語訳】
別方、アオイを煮てその煮汁を飲む。冬には……の根を……、……を注ぎかける。

199 一、亨葵、熱欶其汁、卽□□隷、以多爲故、（一）而□□［尻］厥。

一に、葵を亨《に》（烹）て、熱して其の汁を欶《すす》（歠）る。卽ち……隷、多きを以て故と爲す。而して……尻の厥（𩩲）に……。

【注釈】
（一）故――『呂氏春秋』知度に「非晋国之故」とあり、高誘注に「故、法」とある。また『春秋左氏伝』定公十年に「斉・魯之故」とあり、杜預注に「故、旧典」とある。『墨子』には「以急為故」（備城門）、「以静為故」（備梯・雑守）と、ここととよく似た表現がある。

【口語訳】

別方、アオイを煮て、熱いうちに煮汁をすする。すぐに……隷、多いのをならわしとする。そして……尾骶骨に……。

200　一、以酒一音、漬襦頸(一)及頭垢(二)中、令沸而[歠][之]。

一に、酒一音（杯）を以て、襦《はだぎ》の頸《くび》及び頭垢《ふけ》を中に漬《ひた》す。沸《わ》か令めて之を歠（飲）む。

【注釈】

（一）襦頸——肌着の襟の部分。古来、種々の古衣類が薬用とされるが、襟の部分がとくに薬用とされた記載はみあたらない。

（二）頭垢——『名医別録』上品に「頭垢」が収載され、「淋閉不通を主る」という。いわゆるフケ（雲脂）。

【口語訳】

別方、一杯の酒で、肌着の襟とフケをその中に漬けて、沸騰させて飲む。

201　一、痒、弱不利、脬盈者[方]。取棗種(一)麄屑二升、葵種一升、合撓、三分之、以水一斗半〔煮一〕

202　分、孰、去滓、有煮一分、如此以盡三分、浚取其汁、以靁(二)和、令鼂甘、寒温[適]、□

203　歠之。藥盡更爲、病〔已〕而止。•令。

一に、痒（癃）にて、弱《ゆばり》（溺）利せず、脬《ゆばりぶくろ》盈つる者の方。棗種の麄《あら》（麤）き屑二升・葵種一升を取り、合わせ撓ぜて、之を三つに分かつ。水一斗半を以て一分を煮る。孰《に》（熟）ゆれば、滓を去り、有（又）一分を煮る。此くの如くして以て三分を盡くし、其の汁を浚え取り、蠠《みつ》を以て和《あ》えて、毚《わず》（纔）かに甘から令む。寒溫適《かな》えば、……之を歓（飲）む。藥盡くれば更《さら》に爲《つく》る。病已《い》ゆれば止む。・令《よろ》し。

【注釈】

（一）棗種——棗は大棗。『神農本草経』上品に「大棗」が収載され、「心腹の邪気を治し、中を安んじ脾を養い、十二経を助け、胃気を平し、九竅を通じ、小気・小津、身中の不足を補い、大驚、四肢重を治す。百薬を和す」という。クロウメモドキ科のナツメの果実。「棗」は第289行、「美棗」は残片中にもみえる。

（二）蠠——蜂蜜（ハチミツ）。「蠠」は蜜の本来の字。

【口語訳】

別方、癃によって小便が出ず、膀胱がいっぱいになった者の処方。ナツメの実のあらくくだいたもの二升とアオイの種一升を、いっしょにかきまぜ、三等分する。一斗半の水でその三分の一を煮、よく煮えたらかすを除き、さらに三分の一を煮る。このようにして三つの分を煮てしまい、その煮汁をさらえ取って、蜂蜜をまぜて少し甘くし、適温になったら……それを飲む。薬がなくなったら、新たに作り直す。病気が治ったら止める。・良方。

204 一、痒、取景天（一）長尺、大圍束一、分以爲三、以淳酒半斗、三〔汎〕煮之、孰、浚取其汁、〔欼〕
205 之。不已、復之。不過三歠而已。先莫毋食、旦歠藥、〔・〕令。

一に、痒（癃）には、景天長さ尺、大きなる圍《まわ》りの束一を取り、分かちて以て三と爲す。淳酒半斗を以て、三たび汎して之を煮る。孰《に》（熟）ゆれば、其の汁を浚え取りて、之を欼《すす》（歠）る。已えざれば之を復《ふたたび》す。三歠（飲）を過ぎずして已ゆ。先の莫（暮）に食らうこと毋《な》く、旦に藥を歠（飲）め。・令《よろ》し。

【注釈】

（一）景天――『神農本草経』上品に「景天」が収載され、「大熱火瘡、身熱煩、邪悪の気を治す」という。オオベンケイソウやベンケイソウがあてられる。

【口語訳】

別方、癃には、長さ一尺の景天の大束一把を取り、それを三つに分けて、半斗の濃い酒で（三分の一ずつ）三回に分けて煮る。よく煮えたら、煮汁をさらえ取ってすする。治らなければこれを繰り返す。三回飲まないうちに治る。前の晩に食事をとらず、明方に服薬せよ。・良方。

206 一、瘁、坎（一）方尺有半、深至肘、即燒陳稾其中、令其灰不盈半尺、薄洒之以美酒。即
207 茜莢（二）一、棗十四、豙之朱臾（三）、椒、合而一區、燔之坎中、以隧[下]。已、沃。

一に、瘁（癃）には、方尺有半・深さ肘に至るまで坎《あなほ》り、即ち陳《ふる》き稾（藁）を其の中に燒く。其の灰をして半尺に盈たざら令め、薄く之に洒《そそ》ぐに美酒を以てす。即ち茜（皁）莢一・棗十四・豙（蓺）之朱（茱）臾（萸）・椒を、合して一區にし、之を坎《あな》の中に燔きて、以て隧《お》ろし下す。已ゆれば、沃ぐ。

【注釈】

（一）坎——穴または穴を掘ること。『斉民要術』大豆第六に引く氾勝之の種大豆法に「坎方深各六寸」とある。

（二）莤莢——「莤」は「皁」に通じ、皁莢のことと推定される。『神農本草経』下品に「皁莢」が収載され、「風痺・死肌、邪気・風頭・涙出を治し、水を下し、九竅を利し、鬼精の物を殺す」という。サイカチ、あるいはその類の種子が用いられる。

（三）豙之朱臾——『神農本草経』中品「呉茱萸」の条に「一名藙。中を温め、気を下し、痛みを止む。欬逆・寒熱。湿血痺を除き、風邪を逐い、湊理を開く」といい、「豙」は「藙」と解されることから、呉茱萸のことと推定される。ミカン科のゴシュユの類の未成熟果実が用いられる。あるいは食茱萸とみる説もある。第89行・注（一）参照。後世「朱臾」は「茱萸」と書かれるようになったが、『神農本草経』の原本でもおそらく「朱臾」と記されていたであろう。第299行にも「朱臾」がみえている。

【口語訳】

別方、瘻には、広さ一尺半四方、深さ肘までの穴を掘り、すぐにその中で古いワラを燃やし、その灰を五寸に足りないほどにし、良質の酒を軽く注ぐ。すぐに皁莢一個、ナツメ十四個、呉茱萸、山椒を、合わせて一つにまとめ、それを穴の中で燃やして、そこに患者を降ろす。治ったら、体を洗う。

208　一、痒、燔陳芻若陳薪、令病者北(一)火炙之、兩人爲靡其尻、痒已。

一に、痒（癃）には、陳き芻、若しくは陳き薪を燔きて、病者をして火を北《せ》（背）にして之を炙《あぶ》り、兩人に其の尻を靡《す》（磨）ることを爲さ令むれば、痒（癃）已ゆ。

【注釈】

（一）北——「背」に通ずる。『書経』舜典に「分北三苗」とあり、孔穎達の正義に「北、背也」とある。

【口語訳】
別方、癃には、古い干草か古い薪を燃やして、病人の背中を火に向けてあぶらせ、二人の人に病人の尻をこすらせると、癃は治る。

209　一、以水一斗、煮膠一參、米一升、孰而歠之、夕毋食。

一に、水一斗を以て、膠を煮て參を一とし、米一升を、孰《に》（熟）て之を歠《すす》（歠）る。夕に食らうこと毋かれ。

【口語訳】
別方、一斗の水で、ニカワを三分の一に煮つめて、米一升を煮て、よく煮えたらすする。夕方食事をしてはならない。

210　一、取蠃牛（一）二七、韰一抍（二）、并以酒煮、而歓之。

一に、蠃牛二七・韰（薤）一抍（𦯓）を取り、并わせて酒を以て煮て之を歓（飲）む。

【注釈】
（一）蠃牛――「蠃」は「蝸」に通じ、蝸牛（カタツムリ）のことと解される。『神農本草経』中品には「蛞蝓（一名陵蠡）」、『名医別録』には「蝸牛」として収載される。
（二）抍――「抍」は「𦯓」と解する。「𦯓」は小さい束。『斉民要術』種麻第八に「𦯓は小を欲す」とある。

【口語訳】

別方、カタツムリ十四匹とラッキョウの小さい束一つを、いっしょに酒で煮て、それを飲む。

211　一、以己巳晨、匾東鄉弱之。不已、復之。

一に、己巳の晨を以て、匾を東に鄉（嚮）けて之に弱《ゆばり》（溺）す。已えざれば、之を復《ふたたび》す。

【口語訳】

別方、己巳の日の朝に、器に東向きに小便をする。治らなければ、くりかえす。

212　一、血痒、煮荊（一）、三溫之、而歓之。

一に、血痒（癃）には、荊を煮て、三たび之を溫めて、之を歓（飲）む。

【注釈】

（一）荊——「荊」の字のつく植物名はいく種もあるが、その薬効からしてここでは「牡荊」のことかと推定される（馬継興）。『名医別録』上品に「牡荊実」が収載。クマツヅラ科のニンジンボクがあてられる。

【口語訳】

別方、血癃（血尿）には、牡荊を煮て、三回温めて、それを飲む。

213　一、石𤷒、三温煮石韋（一）若酒、而歙之。

一に、石𤷒（癃）には、三たび温めて、石韋と酒とを煮て、之を歙（飲）む。

【注釈】

（一）石韋――『神農本草経』中品に「石韋」が収載され、「労熱の邪気、五癃の閉じて通ぜざるを治し、小便・水道を通ず」という。ウラボシ科のヒトツバの類があてられる。

214　一、膏𤷒、澡石大若李樺、已食歙之。不已、復之。

【口語訳】

別方、石癃（尿路結石）には、石韋と酒とを三回加熱しながら煮て、それを飲む。

一に、膏𤷒（癃）には、石の大きさ李の樺（核）の若《ごと》きを澡《すす》ぎて、已に食らいて之を歙（飲）む。已えざれば、之を復す。

【口語訳】

別方、膏癃には、スモモの種ほどの大きさの石を水で洗い、食事をしてから、その水を飲む。治らなければ、くりかえす。

215　一、女子𤷒、取三歳陳霍（一）、烝而取其汁、□而歙之。

一に、女子の瘁（癃）には、三歳の陳《ふる》き霍（藿）を取りて、烝（蒸）して其の汁を取り、……而、之を歙（飲）む。

【注釈】

（一）陳霍——「霍」は「藿」で豆の葉の意だとされる。陳久の豆の葉。

【口語訳】

別方、女性の癃には、三年物の古い豆の葉を、蒸してその汁を取り、……してそれを飲む。

216　一、女子瘁、煮隱夫木、(一)歙之。居一日、韲陽□、(二)羹之。

一に、女子の瘁（癃）には、隠夫木を煮て、之を歙（飲）む。居ること一日にして、韲《なます》（齏）にして陽し……、之を羹《あつもの》にす。

【注釈】

（一）隱夫木——不詳。檜木のことかとする説（馬継興）もある。『史記』司馬相如伝に天子の奢侈を詠んだ賦があり、宮廷に植えられている様々な植物の中に「隠夫」も含まれている。しかし、裴駰の集解に引く郭璞の言には「隠夫、未だ聞かず」とあり、また同じ賦を載せている『漢書』司馬相如伝の顔師古の注も「隠夫、未だ詳しからず」とある。

（二）陽□——薬名ないしは食品名かと思われるが、不詳。

【口語訳】

別方、女性の癃には、隠夫木を煮て飲む。一日たったら、細かく刻んで乾かし、それを吸い物にする。

217

一、以醯、酉三乃煮黍穄、(一)而歙其汁、皆□。

一に、醯・酉(酒)を以て三たび乃(㐲)して黍・穄を煮て、其の汁を歙(飲)む。皆……

【注釈】

(一)穄――『名医別録』下品に「穄米」が収載される。ウルチキビ。

【口語訳】

別方、酢と酒で、モチキビとウルチキビを三分の一ずつ三回に分けて煮て、その汁を飲む。皆……

218

一、以衣中衽緇、(一)約左手大指一、三日〔已〕。

一に、衣中の衽《おくみ》なる緇《くろぎぬ》を以て、左手の大指を約《むす》ぶこと一。三日にして已ゆ。

【注釈】

(一)衣中衽緇――「衽」は衿(えり)、「緇」は黒色の絹の意か。着物の黒い絹で作った襟のことかと思われるが、別説もある。

【口語訳】

別方、衣服のえりの部分の黒ぎぬで、左手の親指をしばる。一日から三日で治る。

二十三、弱□淪

219

〔弱〕□[淪][者](一)方。取[　　]□□□□□先取雎[棠]下蒿(二)。

弱《ゆばり》（溺）の……淪ある者の方。……を取る。……先ず雎（鵲）棠の下の蒿を取る。

【注釈】

（一）弱□淪――「弱」は尿のことで、排尿疾患、小便異常であろうが、不詳。馬継興は「淪」は「涇」の仮で、小便が濁り沈渣の生ずる症とするが、確かではない。

（二）雎棠下蒿――不詳。「蒿」はキク科のヨモギ類。

【口語訳】

二十三、溺□淪

小便に……おりがある場合の処方。……を取り……、先に鵲棠の下の蒿を取る。

二十四、膏弱

220 膏弱（一）。是胃內復、以水與弱煮陳葵穜、而歠之。有盗陽□而羹之。

膏弱（溺）、是れ內復（腹）と胃（謂）う。水と弱（溺）とを以て、陳《ふる》き葵穜（種）を煮て之を歠（飲）む。有《また》（又）盗《なます》（齏）にして陽し……之を羹《あつもの》にす。

【注釈】

（一）膏弱——症状の記載はないが、膏（動物脂肪）のようなねっとりとした尿の出る疾患かと思われる。

【口語訳】

二十四、膏溺

膏尿は内腹と見なされる。水と小便とで古くなったアオイの種を煮て、それを飲む。さらに種を細かく刻んで乾かし……、それを吸い物にする。

二十五、穜橐

221 穜橐(一)。穜橐者、黑實橐不去。治之、取馬矢(二)觕(三)[者]三斗、孰析、沃以水、水清止、[浚]去汁、洎以酸漿(四)□

222 斗、取芥衷莢。壹用、智(五)、四五用、穜去。〔毋〕禁。毋時。●令。

穜（腫）橐。穜（腫）橐なる者は、黒く實し、橐《ふくら》みて去らず。之を治するに、馬の矢（屎）の觕《あら》き者三斗を取りて、孰《よ》（熟）く析《さ》き、沃《そそ》ぐに水を以てし、水清めば止む。浚えて汁を去り、洎《ひた》すに酸漿……斗を以てし、芥《あくた》の衷《うち》の莢《さや》を取る。壹たび用うれば智《しるし》（知）あり、四、五たび用うれば穜《は》（腫）れ去る。禁毋し、時毋し。●令《よろ》し。

【注釈】

（一）穜橐――「穜」は「腫」、「橐」は「橐」ないしは「囊」のことで、男子の陰囊腫大とする先行の解釈に従う。

（二）馬矢――馬の糞。『名医別録』中品に「馬屎」収載される。

（三）觕――「粗」「麤」に同じ。あらい。『呂氏春秋』異宝篇に「其所取彌觕」とあり、高誘注に「觕、麤疏也」とある。また『漢書』芸文志に「庶得麤觕」とあり、顔師古注に「觕、粗略也」とある。

（四）酸漿――『神農本草経』中品に「酸漿」が収載され、「熱煩満を治し、志を定め、気を益し、水道を利す」という。ナス科のホオズキが用いられる。

（五）智――「知」と解する。『黄帝内経太素』巻二十五・十二瘧に「一刺則衰、二刺則知、三刺則已」とあり、楊上善注に「一刺すれば病衰《おとろ》うも病人未だ愈有るを覚《さと》らず。二刺すれば愈を知るも其の病未だ尽きず。三刺すれば病気都な尽《み》きるなり」とある。「知」は完治していないものの、病状が軽くなることを指す。

【口語訳】

二十五、腫嚢

腫嚢。腫嚢とは（陰嚢が）黒くなり中味がつまり、腫れがひかないもの。治療には、馬の糞の粗いもの三斗を取り、十分にほぐして、水を注いで洗い、水が清んだら止める。水をさらえて捨て去り、酸漿……斗に浸して、ごみの中の豆のさやを取る。一回使えば効果があり、四・五回使えば腫れが引く。禁忌はなく決まった時期もない。•良方。

二十六、積

223 積。(一) 操柏杵、禹歩三、曰、賁者一襄(二)胡、(三)濆者二襄胡、濆者三襄胡。柏杵臼穿、一[母]一□□
224 獨有三。賁者穜若、以柏杵七、令其償毋一。必令同族抱、□積者、直東鄉窓、道外、
225 攱椎之。

積（癩・㿗）には、柏の杵を操りて、禹歩すること三。曰く、「賁《ふ》（噴）く者 一たび胡を襄《のぞ》き、濆（噴）く者 二たび胡を襄き、濆（噴）く者 三たび胡を襄く。柏の杵もて臼《うす》に穿《うが》つ。一母一……獨《ひと》り三有り。賁（噴）く者 若《なんじ》を穜《つ》（撞）くに柏の杵を以て七たびして、某の償（癩）をして一を毋から令《し》めん」と。必ず同族をして……積（癩）者を抱か令め、東に鄉（嚮）かう窓に直《お》（置）きて、外道《よ》り攱《おにやらい》して之を椎《う》つ。

【注釈】

（一）積――「穨」「隤」の字も同類字で、後代には「癩」と書いた。いわゆる脱腸、鼠径ヘルニアで、鼠径部から大小腸などが脱出し、陰嚢が腫大する症。

（二）襄――「攘」に通ず。『史記』亀策列伝に「上欲撃匈奴、西攘大苑」とあり、裴駰の集解に「除広曰く、攘、一に襄に作る。襄は除なり」とある。

（三）胡――『漢書』郊祀志上に「有龍垂胡頷下迎黄帝」とあり、顔師古注に「胡は頸下の垂肉を謂うなり」とある。また『詩経』曹風・候人に「維鵜在梁」とあり、正義に「……陸機疏に云う、鵜、水鳥。……頷下の胡は大きさ数升の嚢の如し」とある。垂れた肉。

【口語訳】

二十六、癩

癩には、柏の木の杵を手に持ち、三回禹歩して、言う。「息吐く者は一回垂れた肉を除き、息吐く者は二回垂れた肉を除き、息吐く者は三回垂れた肉を除く。柏の杵で臼に穴を開ける。一人の母に一人の（子）……だけは三つある。息吐く者はお前を撞く、柏の杵で七回。その癩を、一つなくするぞ」かならず同族の者に癩の患者を抱いて、東向きの窓辺に据えさせ、外から邪鬼払いのためにこれを撞く。

226　一、令斬足者清明東鄕、以筩赿之二七。

一に、斬足者をして、清明に東に鄕（嚮）か令め、筩を以て之を赿すること二七。

【口語訳】

別方、足斬りの刑に処された者に、清明節の日に東に向いて、竹筒で十四歩歩かせる。

227　一、痒、以月十六日始毀、禹歩三、曰、月與日相當、日與月相當、各三。父乖母强、等與人產子、獨
228　產積尢、乖已、操葮石毄而母。卽以鐵椎攺段之二七。以日出爲之、令積者東鄉。

一に、痒（瘙）には、月の十六日に始めて毀《か》くるを以て、禹歩すること三。曰く、「月と日と相當たり、日と月と相當たる」と、各々三たびす。「父乖《もと》り母强し。等しく人と子を產めども、獨り積（癩）尢を產む。乖れる已《かな》。葮（鍛）石を

操りて而《なんじ》が母を毄《う》（撃）たん」と。卽ち鐵椎を以て之を攺《おにやらい》して段《つちう》（鍛）つこと二七。日の出ずるを以て之を爲し、積（癩）者をして東に郷（嚮）か令む。

【口語訳】
別方、癃には、月が欠け始める毎月十六日に、三回禹歩して、言う。「月と日とは拮抗し、日と月は拮抗する」と三回ずつ唱える。「父は道に背き、母は強い。人と同じように子を産みながら、自分だけ癩尢を産んだ。道に背いているぞ。石の椎を持ってお前の母を打つぞ」。すぐに鉄椎で邪鬼払いの為に十四回これをたたく。日の出にこれを行い、癩の患者を東に向かせる。

229　一、漬女子布、以汁亨肉、食之、歠其汁。

一に、女子の布を漬《ひた》して、汁を以て肉を亨《に》（烹）て、之を食らい、其の汁を歠《すす》（㱃）る。

【口語訳】
別方、女性の下着を水に浸して、その汁で肉を煮て、その汁をすする。

230　一、破卵音醯中、㱃之。

一に、卵を音（杯）醯中に破《わ》り、之を㱃（飲）む。

【口語訳】
別方、卵を杯の酢の中に割り入れて、飲む。

231 一、炙蠶卵、(一)令簍簍黄、(二)治之、三指最至節、入半音酒中、歙之、三四日。

一に、蠶卵を炙り、簍簍（數數）として黄なら令む。之を治き、三指最（撮）もて節に至り、半音（杯）の酒中に入れて、之を歙（飲）むこと三、四日。

【注釈】
(一)蠶卵――カイコ（家蚕）の卵。「蠶」は『神農本草経』中品に「白彊蠶」として収載される。
(二)簍簍――「數數」と解する。『莊子』逍遥遊篇に「未數數然也」とあり、『経典釈文』に「……司馬云猶汲汲也。崔云迫促意也」とある。

【口語訳】
別方、蠶の卵を火であぶって、手早く黄色に色づかせ、それを擣き砕く。三本指の第一関節までつまみ、杯半分の酒の中に入れて、飲む。三、四日つづける。

232 一、以辛巳日、古(一)曰、賁辛巳日、三。曰、天神下干(二)疾、神女(三)倚序(四)聽神吾、某狐叉非其處所、已、不
233 已、斧斬若。卽操布改之二七。

一に、辛巳の日を以て古《よばわ》（嘑）りて曰く「賁《ふ》（噴）く、辛巳の日に」と、三たびして、曰く「天神下りて疾を干《ふせ》（扞）ぎ、

神女序に倚りて神吾（語）を聴く。某が狐叉、其の處る所に非ず。已《や》めよ。已めざれば、斧もて若《なんじ》を斬らん」と。卽ち布を操りて、之を攱《おにやら》うこと二七。

【注釈】

（一）古――「嘑」「呼」に通ず。董同龢『上古音韵表稿』によれば、古・嘑・呼はいずれも魚部陰声開口に属し、声母は古がk、嘑・呼がxで、近い音であった。第331行にも「古曰」とある。

（二）干――「扞」に通ず。『爾雅』釈言に「干、扞也」とある。「扞」は「ふせぐ。こばむ」の意。

（三）神女――『初学記』巻七・驪《リ》山湯に引く『辛氏三秦記』に「秦始皇　神女と遊びて其の旨に忤《さから》う。神女之に唾すれば則ち瘡を生ず」とある。ここでは唾に特殊な力があるとされている。

（四）倚序――「序」は屋内の東西にある壁。似た表現に「負序（序を背にする）」があり、『大戴礼記』主言に、曾子が孔子に不遜な質問をしたところ「孔子応えず。曾子懼《おそ》れ退き、序を負いて立つ」とある。序を背にするというのは、かしこまった態度を示すのかもしれない。

【口語訳】

別方、辛巳の日に息を吐いて、言う。「息を吐く。辛巳の日に」。三回くりかえす。「天神は天降って病気を防ぎ、神女は部屋の東西の壁にもたれて神の言葉を聞く。私の狐叉の居る場所ではない。止めろ。止めなければ、斧でお前を斬るぞ」。すぐに布を持って十四回邪鬼を追いはらう。

234　一、以日出時、令穨者屋霤下東郷、令人操築（一）西郷、祝曰、今日□某穨尢、今日已、某穨已□

235　而父與母皆盡柏築之顛、父而衝子、胡不已之有。以築衝穨二七。已備、卽曰、某起。穨〔已〕。

一に、日出ずる時を以て、積（癩）者をして屋の霤《あまどい》の下に東に郷（嚮）か令む。人をして桀を操りて西に郷（嚮）か令め、祝して曰く、「今日……某が積（癩）尤よ、今日已えよ。某が積（癩）已え……、而が父と母と皆柏桀の顚を盡くす。父にして子を衝《つ》く。胡《なん》ぞ已えざること之れ有らんや」と。有《また》（又）桀を以て積（癩）を衝くこと二七。已にして備われば、卽ち曰く、「某起きん」と。積（癩）已ゆ。

【注釈】

（一）桀――土をつき固める杵。『史記』鯨布列伝に「身負板桀」とあり、集解に「板、牆板也。桀、杵也」とある。

【口語訳】

別方、日の出の時に、癩の患者を軒先の下で東に向かわせ、他の人に杵を持って西に向かせ、呪文を唱える。「今日……私の癩尤よ、今日治れ。私の癩が治り……お前の父と母はともに柏の杵のてっぺんを極めている。その父が子を撞くのに、どうして治らないことがあろうか」。杵で癩の部分を十四回撞く。全部やりおえたら、すぐに言う。「私は起きる」。癩は治る。

236　一、以辛卯日、立堂下東郷、郷日、令人挾提積者、曰、今日辛卯、更名曰禹。

一に、辛卯の日を以て、堂下に立ちて東に郷（嚮）かい、日に郷（嚮）かう。人をして積（癩）者を挾《わきばさ》み提げ令《し》めて、曰く、「今日辛卯なり、名を更めて禹と曰わん」と。

【口語訳】

別方、辛卯の日に、高殿の下に東向きに立ち、太陽に向かって、他の人に癪の患者を腋にかかえてひっさげさせて、言う。「今日は辛卯だ。名前を変えて禹と言おう」。

237　一、取枲垢(一)、以艾(二)裹、以久積者中顛、令闌而已。

一に、枲《あさ》の垢を取りて、艾を以て裹《つつ》み、以て積（癪）者の中顛に久（灸）す。闌《ただ》（爛）れ令むれば、已《い》ゆ。

【注釈】
（一）枲垢――「枲」は麻（アサ）。「垢」は屑（細片）。麻屑。
（二）艾――艾葉（ヨモギ）の乾燥品。モグサ。『名医別録』中品に「艾葉」が収載され、「百病に灸するを主る」という。

【口語訳】

別方、麻のくずを取り、艾で包み、これで癪の患者の頭のてっぺんに灸をすえ、焼けただれさせれば、治る。

238　一、令積者北首臥(一)北郷廡中、禹歩三、歩嘑曰、吁狐麃、三。若智某病狐□。

一に、積（癪）者をして、首を北にして北に郷（嚮）かう廡《ひさし》の中に臥さしむ。禹歩すること三、歩み嘑《よ》ばわりて曰く、「吁《ああ》、狐麃よ」と三たびして、「若、某が狐……を病むを智る……」。

【注釈】

（一）北首――頭を北にすること。周家台三〇号秦墓簡牘の『日書』に「産子占、東首者貴、南首者富、西首者寿、北首者北」とある。また雲夢秦簡の『日書』（969～971簡）には「生、東郷（嚮）者貴、南郷者富、西郷寿、北郷者賤、西北郷者被害刑」とある。五十二病方でも、第211・224・226・228・234・236・245・253・448・460行に「東郷」が、第97・238・459行に「北郷」が、234行に「西郷」があり、方角に呪術的意味があったことがうかがえる。

【口語訳】

別方、癩の患者を頭を北にして北向きの縁側に寝かせ、三回禹歩して、歩きながら大声で言う。「ああ、狐鹿よ」と三回くりかえし、「お前は私が狐……を病んでいることを知っている……」。

239　一、積及瘻、取死者叕（一）烝之、而新布裹、以嚢□前行□。

一に、積（癩）及び瘻には、死者の叕《くもつ》（餟）を取りて之を烝（蒸）して、新布もて裹む。以嚢……前行……。

【注釈】

（一）叕――「餟」と解する。「餟」は諸神を祭ること。「餟食」は神に供える食物の意。ここでは死者に供えた食物のことであろう。

【口語訳】

別方、癩および瘻には、死者への供え物を取り、それを蒸して、新しい布で包む。以嚢……前行……。

240
一、陰乾之旁逢卵（一）、以布裹□

一に、陰に乾したる旁（房）の逢（蜂）の卵を、布を以て裹み……。

【注釈】

（一）旁逢卵――「旁」は「房」の意で、ここでは蜂の巣のことと考えられる。『神農本草経』中品に「露蜂房」としてオオバチノスが収載される。「逢」は「蜂」の意であろう。巣の中の蜂の卵。第264行には「丰卵」とみえ、『胎産書』第23行には「逢房中子」とみえるが、同品であろう。

【口語訳】

別方、陰干しにした巣のなかの蜂の卵を、布で包み……。

241
一、積者及股廱、鼠復者、□中指蚤二〔七〕、必瘳。

一に、積（㿗）者股に及び廱（癰）して、鼠復（腹）なる者、中指を……蚤《か》（搔）くこと二七すれば、必ず瘳《い》ゆ。

【口語訳】

別方、㿗がももに達し、化膿して鼠の腹のようにふくれた場合には、中指で……十四回かけば必ず治る。

242
一、以稈爲弓、以甗衣（一）爲弦、以葛爲矢、以□羽（二）之、旦而射、莫而□小。

一に、稈《わら》を以て弓と爲し、甗衣を以て弦と爲し、葛を以て矢と爲し、□を以て之に羽す。旦にして射れば、莫（暮）にして……小。

【注釈】

（一）甗衣——甗は甑《こしき》と同じで、蒸器のこと。「甗衣」は「甑帯」と同じと考えられる。甑のまわりを巻く縄。

（二）羽——鳥の羽を用いて矢羽としたのであろう。雲夢秦簡の『日書』（868反面・867反面）には鬼を祓う方法として「以桃為弓、牡棘為矢、羽之雞羽、見而射之、則已矣」とある。また『法苑珠林』巻第四十五所収の『白沢図』には「為桃棘矢、羽以鴟羽、以射之」とある。

【口語訳】

別方、ワラで弓を作り、蒸器の紐で弦を作り、葛で矢を作り、……で矢羽をつけて、夜明けに射れば、夕方には……小。

243 一、以冥蠶穜（一）方尺、食衣白魚（二）一七、長足（三）二七。熬蠶穜令黄、靡取蠶穜冶、亦靡白魚、長
244 足。節三、并以醯二升和、以先食歓之。嬰以一升。

一に、冥（螟）蠶の穜（種）方尺・食衣白魚一七・長足二七を以《もち》う。蠶穜（種）を熬《からいり》して黄なら令め、蠶穜（種）を靡《す》（磨）り取りて冶《くだ》く。亦た白魚・長足を靡《す》（磨）る。三を節して、并《あ》わするに醯《す》二升を以て和《あ》う。先食を以て之を歓（飲）む。嬰《みどりご》は一升を以《もち》う。

【注釈】

（一）冥蠶穜——カイコの卵。「冥」は不明だが、「暮」の仮字とし、「暮蠶」は晩蠶（早蠶に対して。原蠶子・原蠶蛾とも）を指すという見解（馬

継興・張顕成）がある。

（二）食衣白魚――『神農本草経』下品に「衣魚。一名白魚」が収載され、「婦人疝瘕、小便不利、小児中風項強を治す」という。衣類や書物の害虫であるシミ科の昆虫。

（三）長足――長踦すなわち蠨蛸（アシタカグモ）のことと考えられる。

【口語訳】

別方、カイコの卵一尺四方、シミ七匹、長足十四を使う。カイコは黄色くなるまでからいりし、すりつぶして擣き砕く。シミ、長足も同じくすりつぶす。三種を適量とり、二升の酢と混ぜあわせる。先に食事してから、それを飲む。幼児には一升を使う。

245 一、穿小瓠壺、令其空盡容𤻝者腎與𦙶、即令𤻝者煩夸、[東]鄉坐於東陳垣下（一）、即內腎
246 𦚢於壺空中、而以朱爲（二）[四]寸杙二七、即以朱木椎竅（三）之。一□□、再靡之。已竅、輒椄
247 杙垣下、以盡二七杙而已。爲之[恆][以]入月旬[六]日□□盡、日一[爲]、□再爲之、爲之恆以星出時
248 爲之、須𤻝已而止。

一に、小さき瓠壺《ひさご》を穿ちて、其の空をして盡《ことごと》く𤻝（㿗）者の腎《ふぐり》と𦙶（𦚢）とを容れ令む。即ち𤻝（㿗）者をして夸《ひさご》（瓠）を煩《かえ》（反）さ令め、東に鄉《む》（嚮）かい、東の陳《ふる》き垣の下に坐し、即ち腎《ふぐり》と𦚢を壺の空中に內《い》る。而して朱を以て四寸の杙《くい》を爲《つく》ること二七。即ち朱の木の椎《つち》を以て之を竅《う》（剟）つ。一……再び之を靡《す》（磨）る。已に竅《う》（剟）ちて、輒《すなわ》ち杙《くい》を垣の下に椄《つぎき》す。二七の杙を盡《つ》くすを以て已む。之を爲すに恆に月の旬六日に入るを以てし……盡。日に一たび爲す。……再び之を爲す。之を爲すに恆に星出ずる時を以て之を爲す。𤻝（㿗）已ゆるを須ちて止む。

【注釈】

（一）東陳垣――周家台三〇号秦墓の「病方及其它」に、歯の病気の治療法があり、そこに「見東陳垣、禹歩三歩、曰、皋、敢告東陳垣君子……」とあり、東陳垣に呪術的な力をみとめている。

（二）釆――木の名。『史記』太史公自序に「采椽不斲」とあり、司馬貞の索隠に「韋昭云う、采椽、櫟榱なり」とある。『漢書』芸文志には「茅屋采椽」とあり、顔師古注に「采、柞木なり」とある。ナラ・クヌギの類であろう。

（三）窡――「剟」と解する。『漢書』賈誼伝に「盗者剟寝戸之簾」とあり、顔師古注に「剟謂割取之也」とある。

【口語訳】

別方、小さいひょうたんに穴を開けて、その穴に㿗患者の陰嚢と陰茎が全部入るようにする。すぐに㿗の患者にひょうたんを倒さにし、東向きに東側の古い垣根の下に座らせ、すぐさま陰嚢と陰茎をひょうたんの穴の中に入れる。そして釆の木で長さ四寸のくいを十四本作り、すぐに釆の木の槌でこれをたたく。一回……、二回これをこする。たたき終るごとに、くいを垣根の下にさしこみ、十四本全部さし終ったら止める。これを行うのはいつも月の十六日に入ってから……尽。一日一回行い、……もう一回行う。これを行うにはいつも星が出る時に行い、㿗が治るのを待って止める。

249 一、積、先上卵、引下其皮、以砭［穿］其〔隋〕旁、□［汁］及膏□、［撓］以［醇］□。［有］久其痏、勿［令］風
250 及易瘳、而久其泰陰、泰陽□〔・〕令。

一に、積（㿗）には、先ず卵を上とし、其の皮を引き下げ、砭《いしばり》（砭）を以て其の隋の旁《かたわ》らを穿つ。……汁及膏……、撓《ま》ずるに醇……を以てす。有《また》（又）其の痏に久（灸）し、風を及ば令むること勿ければ、瘳《い》え易し。而して其の泰陰・泰陽に久（灸）し……。・令《よろ》し。

【口語訳】

別方、癩には、先ず睾丸を上にあげ、陰嚢の皮を引き下げて、石製の針でその垂れ下った部分の横に穴を開ける。……汁と膏……とを、濃い……で混ぜあわせる。またその傷口に灸をすえ、風に当てないようにすると治りやすい。そうしてその太陰と太陽に灸をすえて……。•良方。

251 [一]、[治]積初發、傴攣而未大者〔方〕。〔取〕全虫蛻一(一)□、皆[燔]□酒歓財

252 足以醉。男女皆可。•令。

一に、積(癩)初めて發《おこ》り、傴《かが》み攣《つ》れども未だ大ならざる者を治する方。全(蟬)虫の蛻《ぬけがら》一……を取りて、皆燔……。酒もて歓(飲)み、財《わず》かに以て醉うに足る。男女皆可なり。•令《よろ》し。

【注釈】

(一)全虫蛻――「虫蛻」は第151行の「蛇兌」と同じく蛇の脱皮と考えられるが、「全虫」を蛇と解する説、あるいは「全」は「蟬」に通じ、「全虫蛻」を蝉や蛇などのヌケガラの総称と解する説もある。

【口語訳】

別方、初めて癩が発症し、ひきつってかがみこんだが、まだそれ程大きくないものを治すには、蝉のぬけがら一つ……を取り、いずれも燃やして……少し酔う程度の酒で飲む。男女どちらにもよい。•良方。

253 一、積。以奎蠡蓋其堅、卽取桃支東鄕者、以爲弧、取□母□上、晦、壹

254 射以三［矢］、□歓樂。其藥曰陰乾黄牛膽。乾卽稍□歓之。

一に、積（癪）には、奎《ひさご》（奚）蠡を以て其の堅《ふぐり》（腎）を蓋《おお》い、卽ち桃の支《えだ》（枝）の東に鄕（嚮）く者を取りて、以て弧と爲し、取……母……上。晦に壹たび、射るに三矢を以てし、……樂（藥）を歓（飲）む。其藥、陰乾黄牛膽と曰う。乾けば卽ち稍……之を歓（飲）む。

【口語訳】

別方、癪には、ひょうたんをその陰嚢にかぶせ、すぐに東向きにのびた桃の枝を取って、それで弓を作る。取……母……上、みそかに一回、三本の矢を射て、……薬を飲む。その薬は、陰干しにした黄牛膽という。乾いたらすぐに少しずつ……それを飲む。

255 〔一〕冶困〔桂〕(一)尺、［獨］□(二)一升、并冶、而盛竹甬中、盈筩□□

256 □□卽莫［以］布、而傅之隋下、爲二處、卽道其□

257 □之。炊者必順其身、須其［身］安［定］、□

258 □積已、敬以豚塞(三)、以爲不仁、以［白］□

259 □縣茅比所、且塞壽、以爲□

一に、冶きたる困（菌）桂尺・獨……一升を、并わせて冶きて、竹甬（筩）中に盛る。筩を盈たし……卽ち莫《おお》（冪）う

に布を以てして、之を隋下に傅《つ》けて二處と爲す。卽ち道其……之。炊ぐ者は、必ず其の身を順にし、其の身安定するを須ちて……。積（癪）已《い》ゆれば、敬して豚を以て塞《まつ》（賽）る。以て不仁と爲し、以白……茅を比（祀）の所に縣（懸）け、且つ塞《まつ》（賽）り壽《いの》（禱）る。以爲……

【注釈】

（一）困桂——「桂」の字は帛書では欠損しており、中国側の見解によって補われたもの。もしそれが正しければ、桂皮の一種。『神農本草経』上品に「箘桂」が収載される。

（二）獨□——薬名と考えられるが、不詳。「独」の字も難読で確定できない。ちなみに『神農本草経』上品には「獨活」が収載される。

（三）塞——「賽」と同じで、神にお礼の祭りをすること。『韓非子』外儲説右下に「秦の襄王病む。百姓之《これ》が為《ため》に祷《いの》る。病、愈ゆ。牛を殺して塞祷す」とあり、ここと同じく病気回復のお礼として生贄を捧げて祭っている。

【口語訳】

別方、撞き砕いた一尺の箘桂と独……一升をいっしょにして、砕き、竹筒の中に盛る。竹筒をいっぱいにし……、すぐに布で覆い、それを陰嚢の下につけて、二ヵ所とする。すぐに道其……之。煮炊きする者は、必ずその身を謹んで、その身がおちつくのを待って……。癪が治ったら、謹んで豚をお供えする。自らを不仁とみなし、以白……茅を司命を祭る場所に吊り下げて、またお祈りする。以為……。

260 〔一〕〔取〕女子月事布、漬、炙之令溫□

261 □□四桀、□燔量簧、（一）冶桂五寸□

262 □上□

263　積□久左胻□□

一に、女子の月事の布を取りて、漬《ひた》し、之を炙《あぶ》りて温《あたた》め令む。……四榮……、量簧を燔き、桂五寸を治き……上……積(癩)……左の胻《はぎ》に久(灸)し……

【注釈】
(一)量簧——薬名と考えられるが、不詳。

【口語訳】
別方、女性の月経の血のついた下着を、水に浸し、火にかざして温かくし、……四栄……、量簧を燃やして、桂五寸を撞き砕き、……上……癩……左のふくらはぎに灸をすえて……。

264　一、夕毋食、旦取丰卵(一)一、漬美醯一棓、以歓之。

一に、夕に食らうこと毋かれ。旦《あした》に丰(蜂)の卵一を取り、美き醯一棓(杯)に漬して、以て之を歓(飲)む。

【注釈】
(一)丰卵——蜂卵のことと考えられる。第240行・注(一)参照。

【口語訳】

別方、夕方、食事をとらずに、明け方に蜂の卵一個を一杯の良質の酢に浸して飲む。

二十七、脈

265 〔脈〕（一）者、取野獸肉食者（二）五物之毛等、燔治、合撓□、誨旦〔先〕食、取三〔指〕大〔最〕三、以溫酒一杯和、歠之。到

266 莫有先食歠、如前數、恆服藥廿日、雖久病必□。服藥時禁、毋食彘肉、鮮魚。・嘗〔試〕。

脈には、野獸の肉を食らう者、五物の毛を等しく取りて、燔き治き、合わせ撓ぜ……。旦誨《あしたごと》（每）に食を先にして、三指の大最（撮）三を取り、溫酒一杯を以て和ぜ、之を歠（飲）む。莫《くれ》（暮）に到れば有《また》（又）食を先にして歠（飲）むこと前の數《さだまり》の如し。恆に藥を服すること廿日にして、久しき病と雖も必ず□。藥を服する時の禁は、彘肉・鮮魚を食らうこと毋かれ。・嘗《こころ》試みよ。

【注釈】

（一）脈――以下の原文に症状の記載はないが、後方の病気からして痔疾の一種で、「脈痔」と称されるものであろう。『諸病源候論』巻三十四に「肛辺瘡を生じ、癢にして復た痛み、出血するは脈痔なり」という。

（二）肉食――『漢書』元帝紀に「太僕は穀食の馬を減じ、水衡は肉食の獸を省く」とある。

【口語訳】

二十七、脈

脈痔には、五種類の野生の肉食獣の毛を同等ずつ取り、燃やし撞き砕いて、いっしょにしてかきまぜ……、毎朝、先に食事してから、三本指で大きく三回つまみ、一杯の温めた酒で混ぜ合わせて、それを飲み、日が暮れたらまた先に食事してから、決められたやり方で飲む。二〇日間いつも服用し続ければ、長い間の病でもかならず（治る）。服薬時の禁忌は、豚肉と鮮魚を食べてはならない。試してみよ。

二十八、牡痔

267 〔牡〕痔（一）、有羸肉出、或如鼠乳狀、末大本小、有空其中、□之、疾久熱、把其本小者、而⿱紶皿（二）絶之、取
268 內戶（三）旁祠空中黍腏、燔死人頭皆冶、以職膏濡、而入之其空中。

牡痔は、羸肉の出ずる有り、或いは鼠の乳の如き狀、末大に本小にして、其の中に空（孔）有るあり。之を……、疾く久（灸）し熱して、其本小なる者を把りて、⿱紶皿《ね》（盭）じりて之を絶つ。內戶の旁《かたわ》らの祠の空中なる黍《きび》の腏《くもつ》（餟）を取り、死人の頭を燔き、皆冶く。膱（⿰月直）膏を以て濡《うるお》して、之を其の空（孔）中に入る。

【注釈】

（一）牡痔——外痔核あるいは外痔瘻であろう。『諸病源候論』にも「牡痔」を載せ、「肛辺鼠乳を生じ、出でて外にあるもの、時々膿血を出すものこれなり」という。

（二）⿱紶皿——「盭」と解する。『文選』に載せる司馬相如の「上林賦」に「宛潬膠盭」とあり、李善注に「司馬彪曰、……膠盭、邪屈（屈曲する）也。……盭、古戾字」とある。「戾」は「捩」に通ず。

（三）內——寝室を指す。『礼記』檀弓上に「不昼夜居於内」とあり、鄭玄注に「内、正寝之中」とある。

【口語訳】

二十八、牡痔

牡痔とは、巻貝状の肉が出ているもの、もしくは鼠の乳のような形をしているものがあり、先が大きく本が小さくて、

其の中に穴が開いているものである。それを……、すばやく灸をすえて熱くし、その小さい根本をとって、それをねじ切る。寝室の扉の傍らの祠の中の供物のモチキビを取り、死人の頭部を焼いて、ともに擣き砕き、ねばっこい動物脂肪でうるおして、それを患部の穴に入れる。

269 一、多空者、亨肥貐、取其汁、渍美黍米三斗、炊之。有以脩（一）之、孰、分以爲二、以□□[各]□

270 一分、即取蓉末（二）、菽醬之宰半、并舂、以傅痔空、厚如韭葉、即以[厚][布][裹]、□[更][温]

271 二日而已。

一に、空（孔）多ければ、肥えたる貐を亨（烹）て、其の汁を取り、美《うま》き黍《きび》の米《よね》三斗を渍《ひた》し、之を炊ぐ。有《また》（又）以て之を脩《こ》（滫）ね、孰（熟）る。分かちて以て二と爲す。以……、各……一分、即ち蓉末・菽醤の宰（滓）半を取りて、并わせ舂《うすづ》（舂）きて、以て痔空（孔）に傅《つ》く。厚きこと韭《にら》の葉の如くし、即ち厚き布を以て裹み……更に温む。二日にして已《い》ゆ。

【注釈】

（一）脩――「滫」と解する。『礼記』内則に「……滫、瀡以滑之」とあり、鄭玄注に「用て飲食を調和するなり。……秦人溲《こ》ねるを滫と曰い、斉人滑《なめら》かにするを瀡と曰う」とある。

（二）蓉末――「蓉」は「鎔」のことと考えられ、「鎔」は『説文』や『玉篇』の記載から「銅屑」、したがって「蓉末」も銅粉のことと推定されている。

【口語訳】

別方、穴が数多くある場合には、肥った牝の黒羊を煮て、その煮汁をとり、良質のモチキビ三斗を浸して炊く。さらにそれをこねて、煮て、二つに分ける。以……各……半分ずつを、すぐに銅の粉末と大豆の豆味噌のかす半分を取って、いっしょにして臼で搗いて、それを痔の穴につける。ニラの葉ほどの厚さにして、すぐに分厚い布で包み、……ふたたび温める。二日で治る。

272 一、牡痔居竅旁、大者如棗、小者如棗覈者方。以小角角之、如孰二斗米頃、而張角絜以小
273 繩、剖以刀。其中有如兔髕、若有堅血、如抇(一)末而出者、即已。•令。

一に、牡痔竅《あな》の旁らに居り、大は棗の如く、小は棗の覈《たね》（核）の如き者の方。小さき角を以て之を角し、二斗の米を孰（熟）する頃の如くにして角を張り、絜《くく》るに小繩を以てし、剖くに刀を以てす。其中に兔《うさぎ》の髕《ひざうら》の如き有り、若しくは堅き血有りて、如《も》し末を抇《うが》ちて出ずれば、即ち已ゆ。•令し。

【注釈】

（一）抇——『荀子』正論篇に「乱今厚葬飾棺、故抇也」とあり、楊倞注に「抇、穿《うがつ》也」とある。また『呂氏春秋』節葬に「葬浅則狐狸抇之」とあり、高誘注に「抇、読曰掘」とある。

【口語訳】

別方、牡痔が肛門のそばにできて、大きいものはナツメの実ほど、小さいものはナツメの種ほどになっている場合の処方。小さな角でそれを吸い出し、二斗の米が煮える程度の時間ののち、角をひっぱって小さい縄でしばり、刀物で切開す

る。その中に兔のひざがしらのようなもの、もしくは血の塊があり、先端を切開したときに出てくるようなら、すぐに治る。•良方。

274 一、牡痔之居竅𤸷、大如棗覈、時養、時痛者方。先剶之、弗能剶、□龜𡴫與地膽蟲相
275 半、和、以傅之。燔小隋石、淬醯中、以尉。不已、有復之、如此數。•令。

一に、牡痔の竅《あな》の𤸷《かど》（廉）に居り、大なること棗の覈《たね》（核）の如く、時に養《かゆ》（癢）く、時に痛む者の方。先ず之を剶《のぞ》く。剶《のぞ》くこと能わざれば、……龜𡴫（脳）と地膽蟲と相半ばして、和《ま》ぜ、以て之に傅く。小さき隋（橢）石を燔き、醯中に淬《にら》ぎ、以て尉《の》（熨）す。已えざれば、有《また》（又）之を復す。此くの如く数々す。•令《よろ》し。

【口語訳】

別方、牡痔が肛門のすみにできていて、大きさがナツメの種ぐらいで、痒かったり痛かったりする場合の処方。第一にはそれを切除する。切除できなければ、……亀の脳味噌と地膽虫を半分ずつ、まぜあわせて、それをつける。小さな楕円形の石を焼いて、酢の中にじゅっとさし入れて、それで（患部に）熨する。治らなければ、さらにこれを繰り返し、これをたびたび行う。•良方。

二十九、牝痔

276 〔牝〕痔（一）之入竅中寸、狀類牛幾三□□然、後而潰出血、不後上鄉者方。取弱五斗、以煮青蒿（二）
277 大把二、鮒魚（三）如手者七、冶桂六寸。乾蘁二果、十沸、抒置甕中、貍席下、爲竅、以熏
278 痔、藥寒而休、日三熏。因敝、歙藥將、毋歙它。爲藥漿方。取䓛莖（四）乾冶二升、取
279 著苽汁二斗、以漬之、以爲漿、歙之。病已而已。青蒿者、荊名曰萩（五）、䓛者、荊名曰盧茹。
280 其葉可亨而酸、其莖有刺。•令。

牝痔の竅中に入ること寸、状《かたち》牛の幾《しらみ》（蟣）三に類し……然、後《くそひ》れば潰《つぶ》れて出血し、後らざれば上に鄉《む》（嚮）きたる者の方。弱《ゆばり》（溺）五斗を取りて、以て青蒿の大把《おおたば》二・鮒魚の手の如き者七・冶きたる桂六寸・乾蘁（薑）二果を煮て、十たび沸かし、抒《く》みて甕中に置く。席《むしろ》の下に貍《う》（埋）めて、竅を爲《つく》り、以て痔を熏《くす》ぶ。藥寒《ひ》ゆれば休《や》む。日に三たび熏ぶ。因《のど》（咽）敝《やぶ》るれば藥將（漿）を歙（飲）む。它を歙（飲）むこと毋かれ。藥漿を爲る方。䓛莖の乾かし冶きたる二升を取り、著（署）苽（蓏）の汁二斗を取りて以て之を漬《ひた》す。以て漿と爲して之を歙（飲）む。病已《い》ゆれば已《や》む。青蒿は、荊名づけて萩と曰う。䓛は、荊名づけて盧茹と曰う。其の葉亨《に》（烹）るべけれど酸なり。其の莖は刺《とげ》（刺）有り。•令《よろ》し。

【注釈】

（一）牝痔――外痔瘻あるいは内痔核などによる一症候であろうか。『諸病源候論』には「肛辺腫れ、瘡を生じて出血するは牝痔なり」という。

（二）青蒿――『神農本草経』下品の「草蒿」条に「一名青蒿」とあり、「疥瘙・痂痒・悪瘡。殺蝨。留熱の骨節間にあるを治す。明目」

という。日本では古来「オハギ」の名があてられる。

（三）鮒魚――フナ。『新修本草』に「鯽魚……一名鮒魚」という。

（四）茝莖――「茝」は帛書では「尸」と「出」の間に「二」もしくはそれに似た筆画が認められる。次行には「茝（前行と同様の字体）者、荊名盧茹」とある。「盧茹」は「茹盧」のことで、『名医別録』に「茜根一名茹蘆」とあることから『神農本草経』上品の「茜根」に相当するとする説、また「盧茹」は「䕡茹」のことで、『名医別録』に「一名屈据」とあり、『神農本草経』下品の「䕡茹」に相当するという説、また「茝」は『神農本草経』下品に「屈草」に相当するという説などがあるが、不詳。第435行には「屈居」の薬名がみえ、これは『神農本草経』の「䕡茹」のことではないかと思われる。ちなみに『南斉書』武十七王伝の随郡王・子隆の項に「子隆年二十一にして、体充壮に過ぎ、常に蘆茹丸を服して以て自ら銷損す」とある。

（五）萩――帛書では難読であるが、「秋」の下半分らしき残画が見える。『爾雅』釈草に「蕭、萩」、郭注に「即蒿」とあることから「萩」と推定した説（馬継興）による。ちなみに『詩経』小雅・鹿鳴に「呦呦鹿鳴、食野之蒿」とあり、孔穎達の正義に「陸機云う、蒿は青蒿なり。荊・豫の間、汝南・汝陰皆な菣と云うなり」とある。荊では青蒿を菣とも呼んだらしい。

【口語訳】

二十九、牝痔

牝痔が肛門の内一寸にでき、形状が三匹の牛のシラミのように……然　大便をするとつぶれて出血し、大便をしない時には上に向いているものの処方。五斗の尿で、大束の青蒿を二把、手のひらほどの鮒七匹、撞き砕いた桂六寸、乾かした薑二個を煮て十回沸騰させる。かめに汲みだして、むしろの下に埋めて、むしろに穴をあけて、痔をむらす。薬が冷めたら止める。一日三回むらす。のどを痛めたら、薬液を飲み、ほかのものを飲んではならない。薬液を作る処方。乾かして撞き砕いた茝の茎を二升取り、署蓏の汁二斗を取ってそれを浸して、それを薬液として飲む。病気が治れば止める。青蒿は荊州では萩という。茝は荊州では盧茹といい、その葉を煮れば食べられるが酸っぱく、その茎にはとげがある。•良方。

281 一、牝痔有空而欒、血出者方。取女子布、燔、置器中、以熏痔、三日而止。•令。

一に、牝痔空（孔）有りて欒《まが》（彎）り、血出ずる者の方。女子の布を取り、燔きて器中に置き、以て痔を熏ぶす。三日にして止む。•令《よろ》し。

【口語訳】

別方、牝痔で肛管に穴があき彎曲して、出血する場合の処方。女性の下着をとり、器の中で燃やして、それで痔をいぶす。三日で治る。•良方。

282 一、牝痔之有數竅、蟯白徒道出者方。先道以滑夏鋌、令血出。穿地深尺半、袤尺、〔廣〕
283 三寸、〔燔〕□炭其中、叚〔駱阮〕[一]少半斗、布炭上、〔以〕布周蓋、坐以熏下竅、煙歳、取肥□
284 肉置火中、時自啓竅、□燒□節火□□以□、日一薫、下□□而□五六日清□
285 駱阮一名曰白苦、苦浸。

一に、牝痔の數竅有りて、蟯・白の徒《たぐい》道《よ》りて出ずる者の方。先ず道《みちび》（導）くに滑かなる夏（榎）鋌（梃）を以てし、血を出ださ令む。地を穿つこと深さ尺半・袤《なが》（長）さ尺、廣さ三寸。燔……炭其中、叚《や》（椵）くに駱阮少半斗を炭上に布《し》く。布を以て周く蓋《おお》い、坐して以て下竅を熏《ふす》ぶ。煙歳（滅）すれば、肥えたる……肉を取りて火中に置き、時に自《みずか》ら竅を啓き、……燒……節火……以……。日に一たび熏べ、下……而……五六日清……。駱阮は一名、白苦・苦浸と曰う。

【注釈】

（一）駱阮——この部分は帛書では欠損しているが、第285行よりこの文字（薬名）が推定しうる。「駱阮」の薬名は文献上に見当たらないが、第285行に「駱阮、一名曰白苦、苦浸」とある。「苦浸」は「苦蔆」で「苦参」のことであろう。『神農本草経』中品に「苦参」が収載され、「心腹の結気、癥瘕・積聚、黄疸、溺に余瀝あるを治す。水を逐い、癰腫を除き、中を補い、目を明らかにし、涙を止む」という。なお「白苦」という名の植物については、『斉民要術』五穀・果蓏・菜茹非中国物産者第九十二に「安思県に苦竹多し。竹の醜なる者四有り。青苦なる者、白苦なる者、紫苦なる者、黄苦なる者有り」とあり、竹の一種としている。

【口語訳】

別方、牝痔でいくつも穴があき、蟯虫や寸白虫のたぐいが穴から出ている場合の処方。まずなめらかな榎の木の棒を肛管に通して血を出させる。地面を深さ一尺半、長さ一尺、幅三寸掘って、燔……炭其中、駱阮三分の一斗を炭の上に延べて燃やす。布でぴっちりと覆い、そこに座って肛門をいぶす。煙が少なくなったら、肥った……肉を取って火の中に入れ、その時、自分で肛門をひらき、……焼……節火……以……。一日一回いぶし、下……而……五、六日で清……。駱阮は別名、白苦とも苦浸とも言う。

286　一、痔者、以醬灌黄雌雞、令自死、以菅裹、涂上、炮之。涂乾、食雞、以羽熏纂。

一に、痔者、醬を以て黄なる雌の雞に灌ぎ、自ら死せ令め、菅を以て裹《つつ》む。上《つち》（土）を涂（塗）りて、之を炮《つつみや》き、涂（塗）乾けば、雞を食らう。羽を以て纂を熏ぶ。

【口語訳】

別方、痔には、醤を黄色い牝鶏に注ぎかけて、ひとりでに死なせ、管で包み、土を塗って、包み焼きにする。塗り土が乾いたら、鶏を食べ、羽で会陰部をいぶす。

287 一、治虋蕪本、方風(一)、烏豙、桂、皆等、漬以淳酒、而垸之、大如黑叔、而吞之。始食不智、益[一]□
288 爲極。有可爲領傷。恆先食、食之。

一に、虋(蘼)蕪・方(防)風・烏豙(喙)・桂皆等しきを冶き、漬すに淳酒を以てす。而して之を大なること黑叔(菽)の如き垸(丸)にして、之を呑む。始め食らいて智《しるし》(知)あらざれば、一を益《ま》し、……極と爲す。有《また》(或)爲《もっ》て傷を領《おさ》む可し。恆に食を先にして之を食らう。

【注釈】
(一)方風――『神農本草経』中品収載の「防風」がこれであろう。「大風・頭眩痛、悪風・風邪、目盲して見る所なく、風周身を行り、骨節疼痺し、煩満するを治す」という。「方風」の表記は養生方や武威医簡でもみられ、あるいは「房風」(養生方・敦煌文書)の表記もある。現在ではセリ科のボウフウがあてられるが、古代のものはウイキョウに相当するという説もある。

【口語訳】

別方、蘼蕪と防風と烏頭と桂をそれぞれ同等ずつ擣き砕き、濃い酒に浸す。それから黒豆ほどの大きさに丸めてそれを呑む。呑んでみて効果がなければ、もう一粒ふやし、……(……粒を)限度とする。これで傷を治療できることがある。いつも食事をしてから呑む。

289 一、未有巣者、煮一斗棗、一斗膏、以為四斗汁、置般中、而居之。其蟲出。

一に、未だ巣有らざれば、一斗の棗・一斗の膏を煮て、以て四斗の汁と為し、般（盤）中に置きて之に居れば、其の蟲出ず。

【口語訳】

別方、まだ巣がない場合は、一斗のナツメと一斗の動物脂肪を煮て、それで四斗の汁を作り、盤の中に入れてそこに座れば、その虫が出てくる。

290 一、巣塞直者、殺狗、取其脬、以穿籥、入直中、炊之、引出、徐以刀〔剝〕去其巣。冶黄黔、而婁(一)傅

291 之。人州(二)出不可入者、以膏膏出者、而到縣(三)其人、以寒水、戔其心腹、入矣。

一に、巣 直を塞げば、狗を殺して其の脬《ゆばりぶくろ》を取り、以て籥《ふえ》を穿ち、直中に入れて之を炊（吹）く。引き出して、徐《おもむ》ろに刀を以て其の巣を剝《のぞ》き去る。黄黔（芩）を冶きて婁《しば》（屢）々之を傅く。人州《あな》（竅）出でて入る可からざれば、膏を以て出ずる者を膏《うるお》して、其の人を到《さかしま》（倒）に縣《か》（懸）け、寒水を以て、其の心腹に戔《そそ》（濺）げば、入る。

【注釈】

（一）婁――「婁」は「屢」の古字。『漢書』公孫弘伝に「婁挙賢良」とあり、顔師古注に「婁、古屢字」とある。

（二）州――肛門のことであろう。『爾雅』釈畜に「白州、驠」とあり、郭璞注に「州、竅」とある。また『広雅』釈親には「州・豚、臀也」とある。

（三）到縣――倒懸のことで、逆さ吊りにすること。『三国志』魏書・華佗伝の注に載せる『佗別伝』に華佗が目まいに苦しむ患者に対して、

「佗 悉く衣を解き倒懸せしめ、頭をして地を去ること一二寸ならしめ、布を濡らして身体を拭う」とあり、「倒懸」を治療に用いた例がみえる。

【口語訳】
別方、巣ができて直腸を塞いでいる場合は、犬を殺してその膀胱を取り、それに竹筒をさして直腸内に入れて、それをふくらます。引き出してゆっくりと刃物でその巣を切除する。黄芩を撞き砕いて何度もつける。病人（の直腸）が肛門からはみ出して入れられない場合には、動物脂肪ではみ出た部分を潤滑にして、病人をさかさまに吊るし、冷水をその胸腹部に注ぎかければ、はいる。

292 〔一〕、血時(一)、以弱孰煮一[牡]鼠、以氣尉。

一に、血時（痔）には、弱《ゆばり》（溺）を以て一の牡の鼠を孰《よ》（熟）く煮、氣を以て尉《の》（熨）す。

【注釈】
（一）血時――「血痔」であろう。『諸病源候論』に「便によって清血随い出ずるは血痔なり」という。裂痔（肛門裂傷）あるいは内痔核などの症候であろう。

【口語訳】
別方、血痔には、小便で一匹の雄の鼠をよく煮て、その蒸気で（患部に）熨する。

三十、朐養

293 朐養(一)。痔。痔者其直旁有小空、空兌兌(二)然出、時從其空出有白蟲、時從其空出、其直痛、尋然(三)類辛
294 狀。治之以柳蕈一、捼艾二、凡二物、爲穿地、令廣深大如盄、燔所穿地、令之乾、而置艾
295 其中、置[柳]蕈艾上、而燔其艾、蕈、而取盄、穿其斷、令[其]大圜寸、以復之。以土雍
296 盄、會毋□、煙能泄、卽被盄以衣、而毋蓋其盄空。卽令[痔]者居盄、令直直盄
297 空、令煙熏直。熏直、熱則擧之、寒則下之。圏而休。

朐養（癢）は痔なり。痔者、其の直の旁に小空（孔）有り、空（孔）兌兌然《えいえい》として出ず。時に其の空（孔）從《よ》り出でて白蟲有り。時に其の空（孔）從り出ずれば、其の直痛み、尋（燖）然として辛に類する狀なり。之を治するに柳蕈一、捼《も》みたる艾二、凡そ二物を以《もち》う。地を穿ち、廣・深・大をして盄の如くなら令め、穿つ所の地を燔きて之を乾か令むるを爲す。而して艾を其の中に置き、柳蕈を艾の上に置きて、其の艾・蕈を燔く。盄を取り、其の斷《そこ》を穿ちて、其の大きさを圜・寸にせ令め、以て之を復《おお》（覆）う。土を以て盄を雍《ふさ》（壅）ぎ、會《かなら》ず……毋かれ。煙能く泄《も》れば、卽ち盄を被《おお》うに衣を以てし、其の盄空（孔）に蓋すること毋かれ。卽ち痔者をして盄に居ら令め、直をして盄空（孔）に直《あ》（値）て令め、煙をして直を熏《いぶ》せ令む。直を熏して、熱ければ則ち之を擧げ、寒ゆれば則ち之を下ろす。圏《う》（倦）めば休む。

【注釈】

（一）朐養――「朐」は「漏」の仮とする説、また「句」「勾」の訛で肛門のこととする説がある（馬継興）。「養」は「癢（痒）」の意であろう。

以下の原文にあるように痔の一種。「直旁有小空」というから、外痔瘻か完全痔瘻かと思われる。
（二）兌――「鋭」に通ず。『史記』天官書に「下大上兌」とあり、同じ文が『漢書』天文志では「下大上鋭」となっている。
（三）尋然――「尋」は「燖」に通ず。『春秋左氏伝』哀公十二年の伝に「若可尋也、亦可寒也」とあるところが、『儀礼』有司徹の鄭玄注では「春秋伝曰、若可燖也、亦可寒也」となっている。「燖」は煮たり、温めたりする意であるが、ここでは熱いさまであろう。

【口語訳】

三十、胸養

胸養は痔である。この痔には、その直腸のそばに小さな穴があり、穴が鋭っていてとび出し、時々その穴から寸白虫が出てきて、虫が穴から出てくるその時、直腸がひどく痛み、焼けるようにひりひりする状態になる。これを治療するには、柳茸を一、もんだ艾を二の割合で、合わせて二種を使う。地面に盆の広さ・深さ・大きさの穴を掘り、掘った穴に火をたいて乾燥させてから、その中に艾を入れ、柳茸を艾の上に乗せて、その艾と茸を焼く。盆を取り出し、底に直径一寸の円い穴をあけ、その盆で穴に蓋をする。土で盆をふさぎ、決して……してはならない。煙がそれでも漏れるならば、すぐに布を盆にかぶせ、穴にはかぶせない。すぐに痔の患者を盆に座らせ、直腸を穴にあてて煙で直腸をいぶす。直腸をいぶして、熱ければ患部を持ち上げ、冷めたら下ろし、疲れたら止める。

298　一、取石大如巻二七、孰燔之、善伐米大半升、水八米、取石置中、□孰、即歠之而已。

一に、石の大なること巻《こぶし》（拳）の如き二七を取り、孰《よ》（熟）く之を燔く。善く伐《つ》きたる米 大半升、水 米を八つ。石を取りて中に置き、……孰《に》（熟）ゆれば、即ち之を歠《すす》れば已ゆ。

【口語訳】

別方、こぶし程の大きさの石十四個を取り、よく焼く。充分に臼で搗いた三分の二升の米にその八倍量の水を加え、焼いた石をその中に入れて、……煮えたらすぐにそれをすすれば治る。

三十一、睢病

299 睢病。(一) 治白蘞、(二) 黄蓍、(三) 芎樂、(四) 桂、畺、椒、朱臾、(五) 凡七物。骨睢倍白蘞、〔肉〕睢〔倍〕黄蓍、腎睢
300 倍芎藥、其餘各一、幷以三指大最一、入音酒中、日五六歠之。須已□

睢（疽）病には、白蘞（蘝）、黄蓍（耆）、芎樂（藥）、桂、畺（薑）、椒、朱（茱）臾（萸）、凡そ七物を治く。骨の睢（疽）には、白蘞（蘝）を倍し、肉の睢（疽）には黄蓍（耆）を倍す。腎の睢（疽）には芎藥を倍す。其の餘《ほか》は各々一。幷わせて三指大最（撮）一を以て、音（杯）酒中に入れ、日に五、六たび之を歠（飲）む。已ゆるを須ちて……

【注釈】

（一）睢病――「睢《ショ》」は「疽《ショ》」と同義であろう。第312行・第314行には「疽」の字が用いられているが、両字の意味に違いはないと思われる。「癰疽」（癰と疽）はできもの（腫瘍・膿瘍・瘤）であるが、癰は根が浅くて按ずれば動き、疽は根が深く按じても動かないなどの区別がなされる。

（二）白蘞――『神農本草経』下品収載の「白斂」に相当するものであろう。「癰腫・疽瘡を治す。結気を散じ、痛みを止め、熱を除く。目中赤。小児驚癇。温瘧。女子陰中腫痛」という。ブドウ科のビャクレンの根があてられる。第303・311行には「白蘝」、第318行には「白蔹」とあるが同じ。武威医簡では「白斂」とも。後代では「白蘝」が一般的。

（三）黄蓍――『神農本草経』中品収載の「黄耆」に相当するものであろう。「癰疽・久敗瘡を治し、膿を排し、痛みを止む。大風癩疾。五痔鼠瘻。虚を補う。小児百病」という。マメ科のオウギ類の根が当てられる。第303行には「黄苔」とあるが同一品。

（四）芎樂――草冠のつく字が逆になっているが、第72行の「勺藥」と同一品。次行には「芎藥」とも。もとは「勺楽（シャクシャク）」で、

いずれの字も花が明るくかがやくさまだという説（森立之）がある。

（五）朱臾――第207行の注（三）参照。「朱臾」は二字とも同尾音の熟語で、速音すれば「取」「聚」「集」「収」に通じ、（急速に）収斂する意。このものの味が辛辣なことからきているという（森立之）。

【口語訳】

三十一、疽病

疽病には、白蘞、黄耆、芍薬、桂、薑、椒、茱萸の合計七種を擣き砕く。骨の疽には、白蘞を倍量にし、肉の疽には黄耆を倍量にし、腎の疽には芍薬を倍量にする。そのほかはそれぞれ等量。いっしょにして三本指で大きく一つまみ分を一杯の酒の中に入れて、一日に五、六回飲む。治るのを待って……。

301　一、三沥煮逄藁、取汁四斗、以洒雎雍。

一に、三たび沥して逄（蓬）藁（虆）を煮て、汁四斗を取り、以て雎（疽）雍（癰）を洒《すす》ぐ。

【口語訳】

別方、三分の一ずつ三回に分けて蓬虆を煮て、煮汁四斗を取り、それで疽癰を洗う。

302　一、雎始起、取商牢漬醯中、以尉其種處。

一に、雎（疽）始めて起これば、商（商）牢（陸）を取りて醯中に漬し、以て其の種《は》（腫）れたる處を尉《の》（熨）す。

【口語訳】

別方、はじめて疽が発症したら、商陸を酢の中に浸して、それで腫れている部分を熨す。

303 〔一〕、睢、以白蘞(一)、黄𦯅(二)、芍藥、甘草、四物者、□(三)、畺、蜀焦(四)、樹臾(五)、四物、而當一物、其一骨□三

304 □以酒一桮□筋者倏倏翟翟□之其□。日四歙。一欲潰、止。

一に、睢（疽）には、白蘞・黄𦯅（耆）・芍藥・甘草の四物を以て者（煮）る。□・畺（薑）・蜀焦（椒）・樹臾の四物にして一物に當つ。其一骨……三……、酒一桮（杯）を以て……筋は倏倏（倏倏）翟翟として……之其……、日に四たび歙（飲）む。一たび潰れむと欲すれば止む。

【注釈】
（一）白蘞――第299行の「白薟」と同一品。
（二）黄𦯅――第299行の「黄蓍」と同一品。
（三）□――この欠字は第299行の記載から推すと「桂」の字があったかと思われる。
（四）蜀焦――「蜀椒」と同一品。第149行注（五）参照。
（五）樹臾――「朱臾」と同一品と考えられる。第299行注（五）参照。

【口語訳】

別方、疽には、白蘞・黄蓍・芍薬・甘草の四種を用いて煮る。□・薑・山椒・茱萸の四種ならば、前の四種のうちの一

種に充当できる。其一骨……三……、一杯の酒で……筋は急速に……之其……。一日に四回飲む。もし潰れそうになったらやめる。

305 一、氵□［　　　］者方。以［　］
306 斗［　　　］
307 以羹［　　　］已酒睢□［　］

一に、……者の方。以……斗……以て羹にし……已にして睢（疽）を洒げば……

【口語訳】
別方、……場合の処方。以……斗……それを吸い物にし、……疽を洗ってしまったら……。

308 一、睢未［　　］烏豕十四果〔以美醯〕半升□［　　］澤（一）泔二參、入藥中［　］
309 令如［　　］□炙手以靡［　　］傅［　　］□之、以餘藥封而裹［　］
310 不痛已□□。•令。

一に、睢（疽）未だ……烏豕（喙）十四果（顆）を美き醯半升を以て……、澤（釋）したる泔《ゆする》二參、藥中に入れ、……、……の如くせ令め……手を炙《あぶ》りて以て靡《す》（磨）り……、傅……之、餘れる藥を以て封じて、裹む……、痛まず、已え……。•令《よろ》し。

【注釈】

（一）澤——「釋」に通ず。現行本『老子』十五章の「渙兮若冰之将釋」の「釋」は、馬王堆帛書の『老子』では甲本・乙本ともに「澤」になっている。「釋」は『詩経』大雅・生民「釋之叟叟」の毛伝に「釋、淅米也」とあり、「釋」に通ず。米をとぐこと。

【口語訳】

別方、疽がまだ……、……烏頭十四個を良質の酢半斗で……、……米をといだとぎ汁三分の二……、薬の中に入れ……、……を……のようにし……手を火にかざしてこすりあわせ……傅……之、あまった薬でふさいで……包む……。……痛まず、治って……。•良方。

311　一、益睢者、白蘞三、罷合一、并治、〼□□歙之。

一に、益《のど》（嗌）の睢（疽）には、白蘞三・罷（百）合一を、并わせ治き……之を歙（飲）む。

【口語訳】

別方、のどの疽には、白蘞を三、百合を一の割合でいっしょにして擣き砕き、……それを飲む。

312　一、爛疽。爛疽者、□□起而□□〼□□□□治、以彘膏未湔[者]、炙銷、以[和]□傅之。日一〔傅〕

313　樂、〔傅〕藥前、洒以溫水。服藥卅日□已。[嘗]試。•〔令〕。

一に、爛疽。爛《ただ》れたる疽には、……起而……治き、彘膏の未だ湔（煎）じざる者を以て、炙《あぶ》り銷《と》きて、以て……を和ぜ、之に傅く。日に一たび樂（藥）を傅く。藥を傅くる前、酒ぐに溫水を以てす。藥を服すること卅日……已ゆ。嘗試《こころ》みよ。•令し。

【口語訳】
別方、爛疽。爛れた疽には、……起而……撞き砕き、まだ煮つめていない豚脂をあぶって融かし、それで……をまぜあわせてつける。一日に一回薬をつける。薬をつける前に、お湯で患部を洗う。薬を使うこと三十日で……治る。試してみよ。•良方。

314 一、諸疽物、初發者、取大叔一斗、熬孰、即急抒置甑□置其□
315 醇酒一斗、淳之、□即取其汁、盡歙之。一歙病未已、□□□雖□□
316 歙之可。不過數歙、病已。毋禁。嘗試。［•］令。

一に、諸々の疽物初めて發《おこ》れば、大叔（菽）一斗を取り、熬《からいり》し孰《に》（熟）て、即ち急ぎ抒《すく》いて甑に置き……其の……に置き……、醇酒一斗を之に淳《そそ》ぐ。……即ち其の汁を取り、盡く之を歙（飲）む。一たび歙（飲）みて、病未だ已えざれば……雖……之を歙（飲）みて可《よ》し。數歙（飲）を過ぎずして、病已ゆ。禁毋し。嘗試《こころ》みよ。•令し。

【口語訳】
別方、はじめて各種の疽が発症したら、大豆一斗をからいりしてから煮て、すぐさますくって蒸器に入れ、……其の……に入れ……、濃い酒一斗をここに注ぐ。……すぐにその汁を取り、それを全部飲む。一回飲んで病気がまだ治らなければ……雖……これを飲んで構わない。数回飲むだけで病気が治る。禁忌はない。試してみよ。• 良方。

317 一、血雎始發、倏倏以熱、痛毋適□雎□雎、橿（一）、桂、椒□、居四日□
318 戴⿱覃米（二）、黄芩、白蘞（三）、皆居三日、□□淳酒半斗、煮、令成三升□
319 之、令汗出到足、已。

一に、血雎（疽）始めて發れば、倏（儵）倏（儵）として以て熱く、痛みて適《かな》うこと毋く……、雎（疽）……雎（疽）、橿・桂・椒……居《お》くこと四日……戴⿱覃米（糝）・黄芩・白蘞・皆居くこと三日……淳酒半斗、煮て、三升に成さ令む、……之、汗出でて足に到ら令むれば、已ゆ。

【注釈】

（一）橿――「畺（薑）」と同一品。第1行・注（四）参照。

（二）戴⿱覃米――『神農本草経』「黄耆」条に「一名戴糝」とあり、「⿱覃米」と「糝」は通ずることから、これは黄耆のことと考えられる（馬継興・張顕成）。

（三）白蘞――「白斂」と同一品。第299行・注（二）参照。

【口語訳】

別方、はじめて血疽が発症すると、急に熱をもち、痛みがあって心地よくなく……、……疽……疽、薑・桂・椒……を四日間おき……黄耆・黄芩・白薟をともに三日間おき、……濃い酒半斗、煮て三升に仕上げる。……之、汗が出て足に達するようにすれば、治る。

320　一、氣睢始發、涓涓以痒、如□狀、搗靡□而□三拼、細切、淳酒一斗□

321　二果、令誁叔[一]□嫯可□、以酒沃、卽浚□卽浚而□之、溫衣□

322　出而止。

一に、氣睢（疽）始めて發れば、涓涓として以て痒し、……の如き狀なり。搗《つ》き靡《す》（磨）り……而……三拼（葉）を、細かく切り、淳酒一斗……二果（顆）を……、誁叔（菽）を……嫯（熬）可……、酒を以て沃ぎ、卽ち浚《さら》えて……卽ち浚《さら》えて之を……、溫衣……出ずれば止む。

【注釈】

（一）誁叔——植物名であろうが不詳。

【口語訳】

別方、はじめて気疽が発症すると、ずきんずきんと痒し、……のような状態である。……を臼で搗いてすりつぶし……小さい束三つを、こまかく切って、濃い酒一斗で……、……二個を……、誁叔を……熬可……、酒を注ぎ、すぐにさらえて……すぐにさらえてそれを……、温かい衣服……出たら治る。

323　一、□〔睢〕發出、禮如人猝之□、人擕之甚□桂、椒□

324　□□半斗、煮成三升、〔歙〕之、溫衣臥□

一に、……睢（疽）發り出ずれば、禮《からだ》（體）人猝《シュツ》するの……の如く、人之を擕（攜）うれば甚だ……。……桂・椒……半斗、煮て三升と成し、之を歙（飲）む。溫衣して臥し……

【口語訳】

別方、……疽が発症すると、体は人が死んだ時の……のようになり、人がこれをささげ持つと非常に……。……桂・椒……を半斗、煮て三升に仕上げ、それを飲む。温かい衣服を着て横になり……。

325　〔一〕□□□□□家□□□

一に、……家……

【口語訳】

別方、……家……

326　□□□□□□

327　一、煮麥、麥孰、以汁洒之□

一に、麥を煮る。麥孰《に》（熟）ゆれば、汁を以て之に洒ぎ……

【口語訳】
別方、麦を煮る。麦が煮えたら、汁で患部を洗い……。

328　一、炙梓葉（一）、温之。

一に、梓の葉を炙りて、之を温む。

【注釈】
（一）梓葉――『神農本草経』下品収載の「梓白皮」条に「華・葉は擣きて猪瘡に付く」という。ノウゼンカズラ科のキササゲの葉があてられる。

【口語訳】
別方、梓の葉を火であぶって、患部を温める。

三十二、〔火〕闌

329　〔火〕闌者方（一）。以人泥塗之、以犬毛若羊毛封之。不已、復以□□

火にて闌（爛）れたる者の方。人の泥を以て之に塗り、犬の毛若しくは羊の毛を以て之を封ず。已えざれば、復た……以て……。

【注釈】

（一）〔火〕闌――火傷。やけどによる爛傷。

【口語訳】

三十二、火爛

火傷した時の処方。人のアカを患部に塗り、犬の毛もしくは羊の毛でこれをふさぐ。治らなければ、再び……以……。

330　一、闌者、爵蘖米（一）、足取汁而煎、令類膠、卽治厚柎（二）和傅。

一に、闌（爛）には、蘖《ひこばえ》（糵）の米を爵《か》（嚼）み、足《にぎ》（捉）りて汁を取りて煎じ、膠に類せ令む。卽ち厚柎（朴）を治きて、和え、傅く。

【注釈】

（一）糵米――『名医別録』中品に「糵米」が収載され、「寒中を主り、気を下し、熱を除く」という。米のもやしとされる。第334行にもみえる。

（二）厚柎――『神農本草経』中品収載の「厚朴」に相当すると考えられる。「中風・傷寒の頭痛、寒熱・驚気、血痺・死肌を治し、三虫を去る」という。ホオノキ（ほほかしわのき）の樹皮があてられる。

【口語訳】

別方、火傷には、発芽した米を嚙みくだいて、手でしぼって汁を取り、煮つめてニカワ状にしたら、すぐに厚朴を擣き砕いて、まぜあわせて、つける。

331　一、熱者、古曰、肸詘肸詘、従竈出毋延、黄神且與言。卽三涶之。

一に、熱ければ、古《よばわ》（虖）りて曰く、「肸《ま》（詰）げ詘《かが》（屈）め、肸《ま》（詰）げ詘《かが》（屈）め。竈従り出でて、延ばすこと毋かれ。黄神すら且つ與に言う」と。卽ち三たび之に涶（唾）す。

【口語訳】

別方、熱かった時には、呼ぶ。「曲げ屈め、曲げ屈め。かまどから出て伸ばしてはならない。黄神さえいっしょに言っているぞ」。すぐに患部に三回唾を吐く。

332　一、煮秫米。期足、毚孰、浚而熬之、令爲灰、傅之數日。乾、以汁弁之。

一に、秫《もちきび》・米を煮る。期足り、毚《わず》（纔）かに孰《に》（熟）ゆれば、浚えて之を熬《からいり》し、灰と為さ令む。之を傅くること数日。乾けば、汁を以て之を弁《ね》る。

【口語訳】

別方、モチキビと米を煮る。必要な時間がたって、ようやく煮えたら、さらえ取ってからいりし、灰にする。それを数日間つける。乾燥したら、煮汁で練る。

333　一、以雞卵弁兔毛、傅之。

一に、雞卵を以て兔の毛を弁《ね》りて、之を傅く。

【口語訳】

別方、鶏卵で兔の毛を練り、それをつける。

334　一、治蘖米、以乳汁（一）和、傅之。不痛、不瘢。

一に、蘖《ひこばえ》（糵）の米を冶き、乳汁を以て和え、之を傅く。痛まず瘢あらず。

【注釈】

（一）乳汁——人乳汁。『名医別録』上品に「人乳汁」が収載され、「五蔵を補うを主り、人をして肥白・悦沢ならしむ」という。

【口語訳】
別方、発芽した米を撞き砕いて、人の乳で混ぜ合わせて、つける。痛まなくなり、傷痕が残らない。

335 一、燔魚衣(一)、以其灰、傅之。

一に、魚衣を燔き、其の灰を以て、之に傅く。

【注釈】
(一)魚衣——水苔(みずこけ)。『周礼』醢人の「箈醢」鄭注に「箈、水中魚衣」という。

【口語訳】
別方、水苔を燃やして、その灰を患部につける。

336 一、燔敝褐(一)、冶、布以傅之。

一に、敝れたる褐を燔き、冶き、布《し》きて以て之に傅く。

【注釈】
(一)敝褐——ボロ着。古来、種々の古衣類が薬用とされる。

【口語訳】
別方、ぼろぼろの衣服を燃やして、撞き砕き、延べ広げてそれを患部につける。

337　一、漬女子布、以汁傅之。

一に、女子の布を漬して、汁を以て之に傅く。

【口語訳】
別方、女性の下着を水に浸し、その汁を患部につける。

338　一、烝囷土（一）、裹以尉之。

一に、囷の土を烝《む》（蒸）して、裹みて以て之を尉《の》（熨）す。

【注釈】
（一）囷土――不詳。「囷」を「圈」と解し、家畜の檻内の土とする説（馬継興）、また『神農本草経』下品収載の「鹵鹹」（塩土）に相当すると解する説（張顕成）がある。

【口語訳】
別方、囷の土を蒸して、包んでそれを熨す。

339　一、浴湯熱者、熬彘矢、漬以⿰氵⿱㐬皿、封之。

一に、湯を浴びて熱《や》くれば、彘の矢（屎）を熬《からいり》して、漬すに⿰氵⿱㐬皿（醯）を以てし、之を封ず。

【口語訳】
別方、湯をあびて火傷した時は、豚の糞をからいりして、酢に浸し、患部をふさぐ。

340　一、以湯大熱者、熬彘矢、以酒挐、封之。

一に、湯を以て大いに熱くれば、彘の矢（屎）を熬《からいり》して、酒を以て挐《ま》ぜ、之を封ず。

【口語訳】
別方、湯で大火傷した時は、豚の糞をからいりして、酒でまぜあわせて、患部をふさぐ。

341　一、般（一）者、以水銀（二）二、男子惡（三）四、丹（四）一、幷和、置突二三日、盛（五）、卽□嚢而傅之。傅之、居室

342　塞窻閉戸、毋出、私內中、毋見星月一月、百日已。

一に、般《きずあと》（瘢）には、水銀二・男子の惡四・丹一を以て、幷わせ和ぜ、突に置くこと二、三日。盛（成）れば、卽ち……嚢而之を傅く。之を傅けて、室に居り、窻を塞ぎ戸を閉じ、出ずること毋かれ。內中に私《ゆばり》し、星月を見る毋きこと一

月なれば、百日にして已ゆ。

【注釈】

（一）般――第14行にも見えているが、「瘢」に同じ。外傷治癒後の瘢痕。ここでは火傷の瘢痕。

（二）水銀――『神農本草経』上品に「水銀」が収載され、「疥瘙・痂瘍・白禿を治し、皮膚中の虫蝨を殺し、胎を堕し、熱を除き、金・銀・銅・錫の毒を殺す。鎔化すれば還って復た丹となる」という。Hg。第367・383・430行にもみえる。

（三）男子悪――「悪」は陰気と解釈され、第15行の「男子洎」と同じく精液をいうと考えられる（馬継興・張顕成）。しかし、糞便と解する説（趙有臣・山田慶児）もある。

（四）丹――第130行にみえる「丹沙」に同じ。

（五）盛――「成」に通ず。『荀子』王覇篇に「以観其盛者也」とあり、楊倞注に「盛、読みて成と為す。其の成功を観るなり」とある。

【口語訳】

別方、火傷の痕が残った場合は、水銀二・男性の精液四・丹沙一の割合で、いっしょにしてまぜ、二、三日間、煙突のところに置いて、仕上がったらすぐに……嚢而それをつける。つけたら室内に居て、窓や扉をしめて、外に出てはならない。寝室内で小便をして、星や月を一ヶ月間見ることがなければ、百日間で治る。

343 一、去故般、善削瓜壮者而其瓣、材其瓜其□如兩[指]以靡般令□□[之][以]□

344 [傅]之。乾、有傅之、三而已。必善齊戒(一)、毋□而已。

一に故《ふる》き般（瘢）を去るには、善く瓜の壮《おお》いなる者にして、其の瓣《さね》を削りて、其の瓜の其の……兩指の如きを材《もち》いて、以て般（瘢）を靡《す》（磨）り、令……之以……之を傅く。乾けば、有《また》（又）之を傅け、三たびにして已ゆ。必ず善く齊（齋）戒して、……毋ければ已ゆ。

【注釈】

（一）齊戒――「齋戒」に同じ。ものいみをすること。『史記』司馬相如伝で「於是歴吉日以齊戒」とあるところが、『漢書』司馬相如伝上では「於是歴吉日以齋戒」となっている。

【口語訳】

別方、古い傷痕をなくするには、上手に大きな瓜の種をとり去り、その瓜の、其の……二本の指ほどにしたものを用いて、それを傷痕にこすりつけて、令……之、以……それをつける。乾燥したら、さらにそれをつけ、三回で治る。かならずきちんと心身を清めて、……しなければ治る。

345　一、般者、靡□□以□、以汁傅、產膚□之令灰、以□如故膚。

一に、般（瘢）には、……を靡《す》（磨）りて以て……、汁を以て傅くれば、膚を產し……之令灰、以……故《もと》の膚の如し。

【口語訳】

別方、傷痕には、……をこすってそれを……、汁をつければ、皮膚をつくり出す。それを……灰にして、それを……、もと通りの皮膚になる。

346　一、取□□［　　　］

一に、取……

【口語訳】

別方、……を取り……

347　一、取［秋］竹(一)、者之、而以氣熏其痏、已。

一に、秋の竹を取りて、之を者（煮）て、氣を以て其の痏を熏せば、已ゆ。

【注釈】

（一）秋竹——秋に採取される竹。『神農本草経』中品には「竹葉・根・汁」が収載される。

【口語訳】

別方、秋の竹を取って煮る。そうして蒸気でその傷痕をいぶせば、治る。

三十三、胻膫

348　胻膫。（一）治胻膫、取陳黍、叔、冶、以犬膽（二）和、以傅。

胻《すね》の膫（燎）。胻の膫（燎）を治するには、陳き黍・叔（菽）を取りて、冶き、犬の膽を以て和え、以て傅く。

【注釈】

（一）胻膫――「胻」は脛（すね。膝から踝まで）。「膫」は「炙」の意で、火傷。すねのやけど。

（二）犬膽――『神農本草経』中品には「牡狗」が収載され、「胆は目を明らかにす」といい、『名医別録』文には「痂傷・悪瘡」という。

【口語訳】

三十二、胻燎

すねの火傷。すねの火傷を治すには、古いモチキビと大豆を取り、撞き砕いて、犬のきもをまぜあわせて、それをつける。

349　一、取無夷中覈（一）、冶、豶膏（二）以糒、熱膏沃冶中、和、以傅。

一に、無（蕪）夷（荑）中の覈《たね》（核）を取り、冶く。豶の膏を、以て糒《かゆ》にし、熱き膏を冶きたる中に沃ぎ、和えて、以て傅く。

【注釈】

（一）無夷——『神農本草経』中品に「無夷」が収載され、「五内の邪気を治し、皮膚・骨節中の淫淫として行る毒を散じ、三虫を去り、食を化す」という。ニレ科のチョウセンニレなどがあてられる。「無夷中覈」とは種子のこと。第363・374・378行にみえる「莁夷」も同一品を指すと考えられる。

（二）豶——『説文』によると去勢した豚。

【口語訳】

別方、無荑の実の種を取り、擣き砕く。去勢した豚の脂肪を（火にかけて）粥状にし、熱い脂肪を砕いた種の中に注ぎいれ、まぜあわせて、それをつける。

350　一、取雉弍(一)、孰者餘疾、雉羽自解、隋其尾□□□□皆燔冶、取灰、以豬膏和、〔以傅〕。

一に、雉弍を取り、孰《よ》（熟）く者（煮）て餘《のぞ》（除）くこと疾《はや》ければ、雉羽自《おのずか》ら解《と》かる。其の尾まで隋《お》（堕）とし……皆燔き治く。灰を取り、豬膏を以て和え、以て傅《つ》く。

【注釈】

（一）雉——『名医別録』中品に「雉肉」が収載され、「中を補い気力を益すを主り、洩利を止め、蟻瘻を除く」という。キジ。

【口語訳】

別方、雉二羽を取り、十分に煮て手早く取り出せば、雉の羽がひとりでにとれる。その尾まで抜きとり、……全部燃やして擣き砕き、灰を取り、豚脂をまぜ合わせて、それをつける。

351　一、夏日取菫葉(一)、冬日取其本、皆以甘沮(二)而封之、乾、輒封其上、此皆已驗。

一に、夏日 菫の葉を取り、冬日 其の本を取り、皆甘《ゆする》（泔）を以て沮《ひた》して之を封ず。乾けば、輒ち其の上に封ず。此れ皆已《すで》に驗《しるし》あり。

【注釈】

（一）菫葉——菫の葉。菫については第90行・注（一）参照。

（二）沮——「沮」は湿った土地という意もある。『漢書』匈奴伝上に「生於沮沢之中」とあり、顔師古注に「沮、浸湿之地」とある。ここでは湿らす意であろう。

【口語訳】

別方、夏には菫の葉を取り、冬には菫の根を取る。どちらも米のとぎ汁に浸して、患部をふさぐ。乾燥したら、その都度、その上からふさぐ。これはどの場合にも効果があった。

三十四、胻傷

352 胻傷。（一）取久溺中泥、（二）善擇去其蔡、沙石、置泥器中、旦以苦酒□□、以泥〔傅〕傷、傅□
353 之、傷已。已用。

胻の傷には、久しき溺《ゆばり》の中の泥を取りて、善く擇びて其の蔡《あくた》・沙石を去る。泥を器中に置く。旦《あした》に苦酒を以て……、泥を以て傷に傅く。傅……之、傷已ゆ。已に用いたり。

【注釈】

（一）胻傷――脛の傷。

（二）久溺中泥――長期保存の尿中の泥様物。『名医別録』に「溺白垽」が収載され、「鼻衄・湯火灼瘡を治す」という。

【口語訳】

三十四、胻傷

すねの傷には、長時間たった小便の中のおりを取って、十分にゴミや砂石を取り除き、おりを器の中に入れる。夜明けに酢で……、おりを傷につける。傅……之、傷は治る。使用ずみ。

354 一、胻久傷。胻久傷者、癕、癕潰、汁如[靡]。治之、煮水二[斗]、[鬱]（一）[一][參]、[茪]（二）一參、□□參・凡三[物]、[鬱][茪]
[皆]□
355 湯中、即炊湯、湯溫適、可[入]足、即置小木[湯]中、即□□居□□、入足湯[中]踐木[滑]□□
356 湯寒則炊之、熱即止火、自適殹。朝已食而入[湯]中、到餔[時]（三）、出休。病即愈矣。病[不]□
357 者、一入湯中、即瘳。其甚者、五、六入湯中、而瘳。其瘳殹、無癕、無癕而新肉產、肉產即毋[入]
358 中矣。即自合而瘳矣。服藥時毋禁。及治病毋時。•令

一に、胻の久しき傷。胻の久しき傷は、癕（癰）す。癕（癰）潰るれば汁《しる》きこと靡《かゆ》（糜）の如し。之を治するに、水二斗に鬱一參、茪一參……參、凡そ三物を煮る。鬱・茪皆……、……湯中。即ち湯を炊ぎ、湯溫適《かな》いて、足を入る可ければ、即ち小木を湯中に置き、即……居……、足を湯中に入れ、木を踐み……を滑《ま》ず。湯寒ゆれば則ち之を炊ぎ、熱ければ即ち火を止めれば、自《おのずか》ら適う殹《なり》（也）。朝《あした》食を已えて湯中に入り、餔時に到り出でて休めば、病即ち愈《い》（癒）ゆ。病不……者、一たび湯中に入れば即ち瘳ゆ。其の甚しき者は、五・六たび湯中に入れば瘳ゆ。其の瘳ゆる殹《や》（也）、癕（癰）無し。癕（癰）無ければ新肉產す。肉產すれば即ち……中に入ること毋かれ。即ち自《おのずか》ら合して瘳ゆ。藥を服する時、禁毋く、及び病を治するに時毋し。•令《よろ》し。

【注釈】

（一）鬱——難読。不詳。鬱金（ウコン）を指すという解釈（馬継興・張顕成）がある。
（二）茪——第25行にみえる「朮根」と同一品と考えられる。第25行・注（二）参照。
（三）餔時——時間帯を表す語。諸説あるが午後三時前後の時間帯を指す。

【口語訳】

別方、古くからのすねの傷。古くからのすねの傷が腫物となり、腫物が潰れて粥状の汁が出る。それを治すには、水を二斗に鬱を三分の一、朮を三分の一、……三、合わせて三種を煮る。鬱と朮とはともに……、……湯中。すぐに薬湯を沸して、薬湯の温度が丁度よくなり足を入れられるようなら、すぐに薬湯の中に小さな木を入れて、すぐに……居……、足を薬湯の中に入れて木を踏んで……をかきまぜる。薬湯が冷めたら沸かし、熱かったら火を止めれば自然に適温になる。朝、食事をとってから薬湯に入り、夕食時分になったら出て休む。病気はすぐに治る。病不……者、一回薬湯の中に入ればすぐに治る。病状がひどければ、五・六回薬湯に入れば治る。治れば化膿しなくなり、化膿しなくなれば、新しい肉ができる。肉ができたらただちに……の中に入るのをやめる。すぐに傷口がふさがって治る。薬を用いる際、禁忌はなく、また病気を治療するのに決まった時期はない。•良方。

三十五、加

359　加。(一) 以少嬰兒弱、漬羖羊矢、(二) 卒其時、(三) 以傅之。

加（痂）には、少き嬰兒の弱（溺）を以て羖羊の矢（屎）を漬し、其の時を卒《さい》（晬）し、以て之を傅く。

【注釈】

（一）加――「痂」に同じ。「疥」とも同義。皮膚を被覆するかさ。多くは瘙痒感をともなう皮膚病。

（二）羖羊矢――『神農本草経』中品に「羖羊角」が収載。『名医別録』に「羊屎」（矢と屎は同）が追加される。第10行・注（一）参照。

（三）卒――「晬」と解する。「晬時」は一昼夜のこと。『斉民要術』煮膠に「経宿晬時、勿令絶火」とある。

【口語訳】

三十五、痂

かさには、幼い子供の小便で羊の糞を浸し、一昼夜おいて、それをつける。

360　一、治雄黃、(一) 以彘膏、脩、少殽以醯、令其二溫適、以傅之。傅之每濯、以孰[酒]加以湯、乃傅。

一に、雄黄を治き、彘膏を以て脩《こ》（滫）ね、少しく殽《ま》ずるに醯を以てす。其の二の溫をして適わしめ、以て之に傅《つ》く。

之を傅くるに、毎に濯ぐに孰《こ》（淳）き酒を以てし、加うるに湯を以てし、乃ち傅く。

【注釈】

（一）雄黄――『神農本草経』中品に「雄黄」が収載され、「寒熱・鼠瘻・悪瘡・疽痔・死肌を治し、精物・悪鬼・邪気・百虫・毒腫を殺し、五兵に勝つ」という。鶏冠石（砒素の硫化鉱物 As_4S_4）。第430・431行にもみえる。

【口語訳】

別方、鶏冠石を撞き砕き、豚脂でこねて、酢を少量まぜる。その二種を適温にして、それをつける。つける時は、いつも濃い酒で患部を洗い、さらに湯で洗ってから、つける。

361　一、治僕纍（一）、以故脂饍而傅、傅炙之、三、四傅。

一に、僕纍を治き、故き脂を以て饍《ととの》（膳）えて傅く。傅くれば、之を炙る。三、四たび傅く。

【注釈】

（一）僕纍――『山海経』中山経に「僕纍」の記載があり、郭璞注に「蝸牛也」とあることから螺（カタツムリ）のことと考えられる（馬継興・張顕成）。第210行・注（一）参照。また『証類本草』麦門条項に引用される『呉普本草』に僕纍は麦門冬の一名とあることから、麦門冬と解するむき（山田慶児）もある。

【口語訳】

別方、カタツムリを撞き砕き、古い脂肪で煮てなじませて、つける。つけたら、そこをあぶる。三、四回つける。

362　一、刑赤蜴、（一）以血涂之。

一に、赤き蜴《とかげ》を刑して、血を以て之に涂《ぬ》（塗）る。

【注釈】

（一）赤蜴——赤色の蜥蜴（トカゲ）。『神農本草経』中品に「石龍子、一名蜥蜴」が収載され、「五癃邪の結気を治し、石淋を破る。下血。小便水道を利す」という。

【口語訳】

別方、赤いトカゲを殺して、血を患部に塗る。

363　一、治亭磨、（一）茈夷、（二）熬叔、[微][亘]皆等、（三）以[牡][□]膏、鱣血饍[之]、（四）以酒洒、燔朴炙之、乃傅。

一に、亭（葶）磨（藶）・茈夷（荑）・熬りたる叔（菽）・微（薇）亘（銜）皆等しきを治き、牡の……の膏・鱣の血を以て之を饍《ととの》（膳）う。酒を以て洒《そそ》ぎ、朴を燔きて之を炙《あぶ》り、乃ち傅く。

【注釈】

（一）亭磨——『神農本草経』下品に「亭歴」が収載され、「癥瘕・積気・結気、飲食・寒熱を治し、堅を破り邪を逐い、水道を通利す」という。
アブラナ科のクジラグサやグンバイナズナなどがあてられる。

（二）茈夷——無夷と同一品と考えられる。第349行・注（一）参照。

（三）黴亘――黴銜のことと考えられる。黴銜（麋銜）は『神農本草経』中品に収載され、「治風湿痺、歴節痛、驚癇吐舌悸気、賊風、鼠瘻癰腫」とあるが、基原植物は不詳

（四）鱣血――第130行・注（二）参照。

【口語訳】

別方、葶藶・莁荑・からいりした大豆・黴銜をそれぞれ同量ずつ撞き砕き、牡の……の脂肪と鱣魚の血でそれを煮てなじませる。酒で（患部を）洗い、朴を燃やして患部をあぶってから、つける。

364 一、治牛厀、（一）[燔][髟□]灰、等、幷[□][之]、孰[酒]加[而]傅之。炙牛肉、以[久]脂涂其上、雖[已][復][傅]
365 勿擇。（二）

一に、牛厀（膝）・燔きたる髟□の灰等しきを治き、幷わせて之を……、孰《よ》（熟）く加（痂）を洒《すす》ぎて、之を傅く。牛肉を炙り、久しき脂を以て其の上に涂（塗）る。已ゆると雖も復た傅け、擇《す》（釋）つること毋かれ。

【注釈】

（一）牛厀――『神農本草経』上品収載の「牛膝」のことと考えられる。「寒湿・痿痺、四肢拘攣、膝痛して屈伸すべからざるを治し、血気を逐う。傷熱火爛、堕胎」という。ヒユ科のイノコヅチの類があてられる。

（二）擇――「釋」に通ず。『墨子』経説上に「取此擇彼」とあり、孫詒譲『墨子間詁』は「擇読為釋。釋・捨、古通」という。

【口語訳】

別方、牛膝と燃やした毛の灰を同量撞き砕いて、いっしょにしてそれを……。十分にかさを洗ってからそれをつける。牛肉を火であぶって、古い脂肪をその上に塗る。治ってもさらにつけ、取り去ってはならない。

366　一、以□脂若豹膏(一)、□而炙之、□而不痛、婁復〔之〕、先歙美〔酒〕、令身溫、乃□

一に、……の脂、若しくは豹の膏を以て……之を炙る。……而不痛、婁《しば》（屢）々之を復《ふたたび》す。先ず美酒を歙（飲）みて、身を溫め令め、乃ち……

【注釈】

（一）豹――「豹」と読めるか否かはっきりしないが、そうであるとすると『名医別録』中品の「豹肉」があてられる。ネコ科のヒョウ。
膏は脂肪。

【口語訳】

別方、……の脂肪もしくは豹の脂肪で、……してそれをあぶる。……而痛まない。何度もそれをくりかえす。先に良質の酒を飲んで体を温めてから、……。

367　一、善洒、靡之血、以水銀傅、又以金鐐(一)、冶末皆等、以彘膏飠□□傅□

一に、善く洒ぎ、之を靡《す》（磨）りて血《ちぬ》り、水銀を以て傅く。又た金・鐐の冶きたる末、皆等しきを以て、彘膏を以て飠□《ととの》

（膳）え……傳く。……

【注釈】

（一）金鍑――「鍑」は「鋊」のことで、第270行の「蕘末」と同一品と考えられる。第270行・注（二）参照。「金鍑」を銅屑と解釈する説（馬継興）、銅青（銅緑・緑青）と解釈する説（張顕成）、金と銅屑と解釈する説（山田慶児）がある。

【口語訳】

別方、十分に洗い、患部にこすりつけて血を塗り、水銀をつける。さらに金と鋊のくだいた粉末ともに同量を、豚脂で煮てなじませて……つける。……

368　一、壽慶良、(一) 饍以醯、封而炙之、蟲環出。(二)

一に、慶（蜣）良（蜋）を壽《つ》（擣）き、饍《ととの》（膳）うるに醯を以てし、封じて之を炙る。蟲環《しりぞ》（卻）き出ず。

【注釈】

（一）慶良――「慶」は「蜣」に音が通じることから「慶良」は「蜣蜋」のことであろうと考えられる。次行の処方にも用いられ、「その甲・足を去る」とあることから、昆虫類らしいことがうかがえ、傍証となる。『神農本草経』下品に「蜣蜋」が収載され、「小児の驚癇・瘈瘲、腹脹・寒熱、大人の癲疾・狂易を治す」という。コガネムシ科の甲虫類があてられる。

（二）環――『周礼』夏官・序官の「環人」の鄭玄注に「環猶卻也」とある。

【口語訳】
別方、蛲蜋を臼でつき、酢で煮てなじませ、患部をふさいでからそこをあぶれば、虫が退いて出てくる。

369　一、取慶良一斗、去其甲足、以烏家五果、礜大如李、幷以戴□斗煮之、汔、以傅之。

一に、慶（蛲）良（蜋）一斗を取り、其の甲・足を去り、烏家（喙）五果（顆）・礜《よ》の大なること李の如きを以て、幷わするに戴《こんず》……斗を以てし之を煮る。汔《か》るれば、以て之を傅く。

【口語訳】
別方、蛲蜋一斗を取り、そのからと足を除き、烏頭五個と李ほどの大きさの礜石を、……斗の酢でいっしょにして、これを煮る。水分がなくなったら、それをつける。

370　一、大皮桐(一)、以蓋而約之、善。

一に、大皮桐を、以て蓋いて之を約《むす》ぶ。善し。

【注釈】
（一）大皮桐――樹皮を薬用とする桐の類らしいが、不詳。海桐皮（『証類本草』）のこととする説（張顕成）もあるが、確かでない。

【口語訳】

別方、大皮桐をかぶせて縛る。よい方法。

371 一、燔牡鼠矢(一)、冶、以善截饍、而封之。

一に、牡の鼠の矢（屎）を燔き、冶き、善き截《こんず》を以て饍《ととの》（膳）えて、之を封ず。

【注釈】

（一）牡鼠矢――牡鼠の屎（糞）。「牡鼠」は『名医別録』下品に収載され、その「糞」は「小児の癇疾・大腹、時行・労復を主る」という。第292行にも「牡鼠」が用いられている。『名医別録』にはその薬効を「踒折を療し、筋骨を続ぐ」という。

【口語訳】

別方、牡の鼠の糞を焼いて、撞き砕き、上質の酢で煮てなじませて、患部をふさぐ。

372 一、燔礜、冶烏豙、黎盧(一)、蜀叔、庶(二)、蜀椒、桂、各一合、幷和、以頭脂□布炙以尉、卷而休。

一に、礜を燔き、烏豙（喙）・黎（藜）盧（蘆）・蜀叔（菽）・庶（蔗）・蜀椒（椒）・桂各一合を冶き、幷わせ和《ま》ず。頭脂を以て……布炙り、以て尉《の》（熨）す。卷《う》（倦）めば休む。

【注釈】

（一）黎盧——『神農本草経』下品に「藜蘆」が収載され、「蠱毒、欬逆、泄利・腸澼、頭瘍・疥瘙・悪瘡を治し、諸虫の毒を殺し、死肌を去る」という。ユリ科のシュロソウがあてられる。第384・388・440・443行にも所出する。第435行の「犂盧」も同一品。

（二）庶——甘蔗（サトウキビ）のことと考えられる。「甘蔗」は『名医別録』中品に収載され、「下気・和中を主り、脾気を補い、大腸を利す」という。

【口語訳】

別方、礜石を焼き、烏頭・藜蘆・山椒・蔗・蜀椒・桂をそれぞれ一合ずつ撞き砕き、いっしょにして混ぜあわせる。フケで……布、炙り、それで熨す。疲れたら止める。

373 一、以小童弱、漬蔆芰、(一) 以瓦器盛、以布蓋、置突上、五、六日□、〔傅〕之。

一に、小童の弱《ゆばり》（溺）を以て、蔆（菱）芰（芰）を漬し、瓦器を以て盛り、布を以て蓋《おお》う。突上に置くこと五・六日、……之を傅く。

【注釈】

（一）蔆芰——菱芰（ヒシ）のことと考えられる。『名医別録』上品に「芰実」が収載され、「中を安んじ、五蔵を補う。一名蔆」という。第375行にもみえ、第432・441行には「陵叔」とも記されている。

【口語訳】

別方、子供の小便で菱芰を浸し、素焼の器に盛り、布をかぶせ、煙突の上に五・六日間おいておき、……それをつける。

374　一、治茈夷、苦瓠瓣（一）、幷以彘膏弁、傅之、以布裹□約之。

一に、茈夷（荑）・苦瓠の瓣を治き、幷わするに彘膏を以てし弁《ね》る。之を傅け、布を以て裹みて……之を約《むす》ぶ。

【注釈】

（一）苦瓠瓣――『神農本草経』下品に「苦瓠」が収載され、「大水にて面目四肢浮腫するを治す。水を下し、人をして吐かしむ」という。ウリ科のヒョウタンのうりわた（うりざね・なかご）。

【口語訳】

別方、茈荑と苦瓠の種を擣き砕いて、いっしょにして豚脂で練る。それをつけて、布で包んで……縛る。

375　一、治烏家四果、蔆荍一升半、以南潼弱（一）一斗半幷□煮、孰□米一升入中、撓以傅之。

一に、烏家（喙）四果（顆）・蔆（菱）荍（芰）一升半を治き、南（男）潼（童）の弱（溺）一升半を以て幷《あ》わせ……煮る。孰《に》（熟）ゆれば……米一升を中に入れ、撓《ま》ぜて以て之を傅く。

【注釈】

（一）南潼弱――「南」は「男」に通じ、男児の尿のことと考えられる。第71行・注（二）参照。

【口語訳】

別方、烏頭四個を菱芰一升を撞き砕いて、男の子の小便一升半をいっしょにして……煮る。煮えたら……米一升をその中に入れてかきまぜて、それをつける。

376　一、冶烏冢、炙羖脂弁、熱傅之。

一に、烏冢（喙）を冶《つ》き、羖の脂を炙《あぶ》り、弁《ね》り、熱して之を傅く。


【口語訳】

別方、烏頭を撞き砕き、羊の脂肪をあぶって練りあわせ、熱くしてそれをつける。

377　一、取陳葵莖、燔冶之、以彘職膏、殽弁、以〔傅〕痏。

一に、陳《ふる》き葵の莖を取り、燔きて之を冶き、彘の職（膱）膏を以て、殽《ま》ぜ弁《ね》りて、以て痏に傅く。


【口語訳】

別方、古いアオイの茎を取り、焼いて撞き砕き、豚のねばっこい脂肪をまぜて練り、それを傷口につける。

378 一、濡加、治[茲]夷半參、以肥滿剡豶膏□夷[　　　]善以水洒加、乾而傅之、以

379 布約之、□死人胻骨、燔而治之、以識膏□[　　]

一に、濡れたる加（痂）には、茈夷（荑）半參を治き、肥え満ちて剡《や》きたる豶の膏を以て……夷……、善く水を以て加（痂）を洒し、乾けば之を傅け、布を以て之を約《むす》ぶ。……死人の胻《すね》の骨、燔きて之を治き、識（膱）膏を以て……。

【口語訳】

別方、湿性のかさには、茈荑六分の一を擣き砕き、よく肥って炙った去勢した豚の脂肪で……夷……、十分にかさを水で洗い、乾いたらそれをつけて、布でそこを縛る。……死体のすねの骨を、焼いて擣き砕き、ねばっこい脂肪で……。

380 一、產痂、先善以水洒、而炙蛇膏令消、傅。三傅□[以][　　]

一に、産痂には、先ず善く水を以て洒し、而して蛇の膏を炙りて消か令め、傅く。三たび傅けて……以……

【口語訳】

別方、産痂には、先によく水で洗ってから、蛇の脂肪を火であぶって融かしてつける。三回つけて……以……。

381 一、痂方、取三歲織猪膏、傅之。燔胕（一）荊箕、取[其]灰□三[　　][巳]。［・］[令]。

一に、痂の方。三歳の織（職）なる猪の膏を取りて、之を傅く。胕《くさ》（腐）りたる荊の箕を燔きて、其の灰を取り……三たび……已。・令し。

【注釈】

（一）胕――「腐」に同じ。『黄帝内経素問』風論篇に「癘者有栄気熱胕」とあり、馬蒔の『黄帝内経素問注証発微』に「胕、当に腐に作るべし」とある。

【口語訳】

別方、かさの処方。三歳の豚のねばっこい脂肪を取り、それをつける。荊でつくった箕の腐ったものを燃やして、その灰を取り……三回……治る。・良方。

382　一、乾加、治蛇牀實（一）、以牡彘膏饍、先括加潰、卽傅而□乾去□

一に、乾きたる加（痂）には、蛇牀の實を治き、牡の彘の膏を以て饍《ととの》（膳）え、先ず加（痂）を括（刮）りて潰し、卽ち傅けて……乾けば去……。

【注釈】

（一）蛇牀實――蛇牀子。『神農本草経』上品に「蛇牀子」が収載され、「婦人の陰中腫痛、男子の陰痿・湿痒を治し、痺気を除き、関節を利す。癲癇・悪瘡」という。セリ科のオカゼリの種子があてられる。『宋書』謝霊運伝に載せる「山居賦」に「本草載す所、山沢一ならず。雷（雷公）・桐（桐君）是れ別ち、和（医和）・緩（医緩）是れ悉くす。参核六根、五華九実」とあり、「九実」の謝霊運の自注に「蛇床実」が挙げられている。

【口語訳】

別方、乾性のかさには、蛇牀子の実を撞き砕き、牡の豚の脂肪で煮てなじませる。先にかさをはぎとって潰し、すぐにつけて……、乾燥したら去……。

383　一、以水銀、穀汁、和、而傅之。先以措脩（一）□傅□。

一に、水銀・穀汁を以て和ぜて之を傅く。先ず措《す》（醋）き脩《ゆする》（滫）を以て……傅く。

【注釈】

（一）脩——「滫」と解する。『史記』三王世家に「蘭根与白芷、漸之滫中」とあり、裴駰の集解に「徐広曰、滫、淅米汁也」とあり、張守節の正義には「雖香草、以米汁漬之、無復香気」とある。米のとぎ汁。

【口語訳】

別方、水銀と穀物の汁をまぜあわせて、つける。先に酸っぱくなった米のとぎ汁で……、……をつける。

384　一、加方、財冶黎盧、以蠭駘（二）弁和之、即孰□加而已。嘗試。毋禁。

一に、加（痂）の方。財《わず》かに黎（藜）盧（蘆）を治きて、逢（蜂）の駘（飴）を以て、弁りて之を和《あ》え、即ち孰《よ》（熟）く……加（痂）を……すれば已《い》ゆ。嘗《こころ》試みよ。禁毋し。

【注釈】

（一）逢駘――「逢」は蜂、「駘」は飴であろう。ハチミツ。

【口語訳】

別方、かさの処方。藜蘆を軽く搗き砕いて、蜂蜜で練ってまぜあわせる。すぐに十分に……かさを……すれば治る。試してみよ。禁忌はない。

三十六、蛇齧

385　蛇齧（一）。以桑汁（二）、涂之。

蛇齧には、桑汁を以て、之に涂《ぬ》（塗）る。

【注釈】

（一）蛇齧——蛇による咬傷。

（二）桑汁——『神農本草経』中品に「桑根白皮」が収載され、「傷中・五労・六極・羸痩、崩中・脈絶を治す。虚を補い、気を益す。葉は寒熱を除き、汗を出す」という。クワの汁。

【口語訳】

三十六、蛇齧

蛇にかまれた時は、桑に汁を、患部に塗る。

三十七、痽

386 痽（一）□羽□三□三、禹步三、□酒一音□

痽（癰）には、……羽……三……三、禹歩すること三、……酒一音（杯）……

【注釈】

（一）痽――第299行・注（一）参照。

【口語訳】

三十七、癰

癰には、……羽……三……三、三回禹歩して、一杯の酒……。

387 一、痽自發者、取桐本一（一）節所、以澤泔煮□

一に、痽（癰）自《おのずか》ら發《おこ》れば、桐の本一節所を取りて、澤《よな》（釋）ぎたる泔《ゆする》を以て煮て……

【注釈】

(一) 桐本――キリの木の根。『神農本草経』には「桐葉・皮・華」の薬効が説かれる。

【口語訳】

別方、癰がひとりでにできた場合は、桐の根を一節ばかり取り、米をといだとぎ汁で煮て……。

388 一、癕穜者、取烏豙、黎盧、治之、□□□之、以尉穜所。有可□

389 手、令癕穜者皆已。

一に、癕（癰）穜（腫）るれば、烏豙（喙）・黎（藜）盧（蘆）を取りて、之を冶く。……之、以て穜（腫）れたる所を尉《の》（熨）す。可有《ききめ》れば……手、癕（癰）の穜（腫）れたる者をして皆已《い》え令む。

【口語訳】

別方、癰が腫れたら、烏頭と藜蘆を取り撞き砕く。……之、それで腫れたところを熨す。効果があったら……手、腫れた癰をすっかり治す。

390 一、癕首、取茈(一)半斗、細剬、而以善截六斗□如□□醬以此敎恵□。

一に、首《かしら》に癕（癰）あれば、茈（柴）半斗を取り、細かく剬《た》（剸）ち、而して美《うま》き截六斗《こんず》を以て……如……醬以此敎恵……。

【注釈】

（一）茈――「茈」の字のつく薬物はいくつかあるが、一字の場合は「茈胡」のことかと思われる。『神農本草経』上品に「茈胡」が収載され、「心腹・腸胃中の結気、飲食の積聚、寒熱の邪気を治す」という。後世ではセリ科のミシマサイコがあてられるが、古代ではセリ科のハマボウフウが用いられたとする説（森立之）がある。「茈胡」を「柴胡」と書くのは後代の改変。

【口語訳】

別方、頭部に癰ができたら、半斗の柴胡を取って、細かく切り刻んでから、良質の酢六斗で……医以此教恵……。

391 一、身有癰者、曰皋敢〔告〕大山陵(一)、某[幸]病癰、[我][直]百疾之□、我以明月炻若、[寒]□

392 以柞槍、桯若以虎蚤、抉取若刀、而割若葦、而刖若肉、□若不去苦、唾□

393 朝日未□□鄉涶之。

一に、身に癰（癰）有れば、曰く、「皋《ああ》、敢えて大山陵に告ぐ。某、幸いに癰（癰）を病む。我、百疾の……に直う。我、明月を以て若《なんじ》を炻《てら》す。寒……柞《ははそ》の槍《やり》（槍）を以てし、若を桯（梃）するに虎の蚤（爪）を以てす。若が刀を抉《えぐ》り取り、而して若が葦（韋）を割《さ》き、而して若が肉を刖《た》（斷）たん。……若去らざれば、苦しめん」と。涶（唾）……朝、日未だ……、……に鄉《む》（嚮）かいて之に涶《つばき》（唾）す。

【注釈】

（一）皋敢告大山陵――「皋」は「ああ」という呼び声。周家台三〇号秦墓の「病方及其它」には、「皋敢告東陳垣君子」「皋敢告泰山」「皋敢告曲池」「皋敢告鬻」とあり、雲夢秦簡の『日書』にも「皋敢告曰」とある。「敢」のあとに「告」を誤脱しているとみて、いま「告」

を補う。

【口語訳】

別方、からだに癰ができたら、言う。「ああ、あえて大山陵に申し上げよう。私は、幸いにも癰を病んでいる。私は百疾の……に遇った。私は明月でお前を照らす。寒……柞の槍で……、お前を虎の爪で打つ。お前の刀をえぐり取って、お前の皮を切りさき、お前の肉を断ち切るぞ……お前が立ちのかなければ、苦しめるぞ」。唾を吐き、……朝、日がまだ（出ないうちに）……、……に向かって唾を吐く。

394 一、白茝(一)（芷）、白〔衡〕(二)、菌桂(三)、枯畺(四)、薪雉(五)・凡五物等、已冶五物□、取〔牛〕〔脂〕□□〔升〕、細〔布〕□
395 幷以金銚熇桑炭、毚弟、發搞(六)、有復熇弟、〔如〕〔此〕□布□□取汁〔卽〕水□
396 銀靡掌中、以和藥、傅。旦□以濡漿(七)細□傅藥毋〔食〕□
397 彘肉、魚、及女子。已、面類□者。

一に、白茝（芷）・白衡・菌桂・枯畺（薑）・薪（辛）雉（夷）、凡そ五物等しくす。已に五物を冶き……牛脂を取り……升、細布……、幷《あ》わするに金銚を以てし桑炭を熇く。毚《わず》（纔）かに弟《わ》（沸）きて、搞（敲）を發すれば、有《また》（又）復び熇き弟（沸）かす。此くの如く……布……汁を取り、卽ち水……銀、掌中に靡《す》（磨）り、以て藥を和ぜて、傅《つ》く。旦《あした》に……濡《に》（胹）たる漿を以て細……。藥を傅くれば……彘肉・魚を食らい女子に及ぶこと毋かれ。已ゆれば、面……者に類す。

【注釈】

（一）白茝――『神農本草経』中品に「白芷」が収載され、「女人の漏下赤白、血閉・陰腫、寒熱、風頭・侵目涙出を治し、肌膚を長じて潤沢にす」という。『名医別録』文に「一名白茝」とあるので「白茝」は「白芷」に同定しうる。武威医簡でも「白茝」に作っている。

（二）白衡——不詳。『神農本草経』上品収載の「白英」に同定する説（馬継興・張顕成）もあるが、「白英」は元来「白莫」であるから、妥当ではなかろう。元の『飲膳正要』に「白衡」が見えるが、不詳。

（三）菌桂——原文ではこの二字の間に書き損じた一字があって墨消してある。『神農本草経』上品に「箘桂」が収載。第1行・注（三）参照。

（四）枯畺——乾燥したショウガ。乾薑。第1行・注（四）参照。

（五）薪雉——第23行にみえる「薪夷」と同一品と考えられる。第23行・注（三）参照。

（六）搞——「歊」と解する。『漢書』揚雄伝下に「散歊烝」とあり、顔師古注に「歊烝、気上出也」とある。

（七）濡——「胹」に通ず。煮る。『礼記』内則に「濡豚」とあり、鄭玄注に「濡は、之を亨て汁を以て和すを謂うなり」とあり、正義に「濡は、亨煮して、其の汁を以て調和するを謂う」とある。

【口語訳】

別方、白芷・白衡・菌桂・乾薑・辛夷、合わせて五種を同量にする。五種のものを撞き砕いてしまったら、……牛の脂肪を取り……升、目の細かい布で……、金属製の銚子の中にいっしょに入れて桑の炭を燃やす。沸騰して湯気が立ち始めたら、さらに燃やして沸騰させる。このようにして……布で……汁を取り、すぐに水……銀を手のひらにすりこみ、それから薬をまぜあわせて、つける。夜明けに……加熱したこんずで細……。薬をつけたら、……豚肉や魚を食べたり房事を行ったりしてはいけない。治ったら顔が……者のようになる。

398 一、身有體癰穜者方。取牡□□（一）、夸就□炊之、候其洎不盡

399 一斗、抒臧之、稍取、以塗身體穜者、而炙之、□癰穜盡去、已。嘗試。・令。

一に、身に體癰（癰）穜（腫）有る者の方。牡……一・夸就……を取り……之を炊ぐ。其の洎、一斗を盡くさざるを候《うかが》

いて、抒《く》みて之を臧（藏）す。稍々《ようよう》取りて以て身の體（體）穜（腫）の者に塗り、而して之を炙《あぶ》る。……瘫（癰）穜（腫）盡く去り、已ゆ。嘗試《こころ》みよ。・令し。

【注釈】

（一）牡□——薬名であるが、不詳。

【口語訳】

別方、からだに体癰腫ができている時の処方。牡……一、夸就……を取り、……それを炊く。その煮汁が一斗になるまえをみはからって、汲み出してしまっておく。少しずつ取り出してそれをからだの体腫に塗ってからあぶる。……癰腫はすっかりとれて治る。試してみよ。・良方。

400 一、頤瘫者、治半夏一（一）、牛煎脂二、醯六、幷以鼎□如□粁、以傅。勿盡傅、圜一寸。

401 乾、復傅之、而以湯洒去藥、已矣。

一に、頤の瘫（癰）には、半夏一・牛煎脂二・醯六を治きて、幷わするに鼎を以てし……、……粁《かゆ》（糜）の如くし、以て傅く。盡くは傅くること勿かれ。圜《まる》く一寸にせよ。乾けば、復び之を傅く。而して湯を以て藥を洒ぎ去れば、已ゆ。

【注釈】

（一）半夏——『神農本草経』下品に「半夏」が収載され、「傷寒・寒熱、心下堅を治し、気を下す。喉咽腫痛、頭眩・胸脹、欬逆・腸鳴。汗を止む」という。サトイモ科のカラスビシャクの塊茎が用いられる。

【口語訳】

別方、あごの癰には、半夏を一、煮つめた牛の脂肪を二、酢を六の割合で、いっしょにして鼎で……、……粥のようにして、それをつける。全面につけてはならず、直径一寸に円くつける。乾燥したら、もう一度つけ、それから湯で薬を洗い流せば治る。

三十八、髤

402 髤(一)、唾曰、歕、桼、三、卽曰、天啻下若、以桼弓矢、今若爲下民疕、涂若以豕矢。以履下靡抵(二)之。

髤（漆）には、唾して「歕（噴）く、桼（漆）よ」と曰うこと三たび。卽ち曰く、「天啻（帝）若を下《くだ》し、以て弓矢に桼《うるしぬ》（漆）る。今、若下民の疕を爲る。若に涂（塗）るに豕の矢（屎）を以てし、履《くつ》の下を以て之を靡《す》（磨）り抵《くだ》（抵）かん」と。

【注釈】

（一）髤――「髤」は本来は赤黒色の漆（うるし）、または漆を塗るという意であるが、ここでは漆かぶれ（漆負け）のこと。漆はウルシ科の落葉高木で、古来、塗料の原料として利用されたが、かぶれやすい。ここには症状の記載はないが、『諸病源候論』巻三十五漆瘡候には「人は稟性漆を畏るあり。但だ漆を見れば便ちその毒に中たる。喜《しばし》ば面痒く、然る後胸臂・脛腨皆悉く瘙痒し、面に起腫をなし、眼を繞りて微し赤し。諸ろ痒き所の処、手を以てこれを掻けば、手に随いて輩展して起こり、赤くして瘖瘟し、瘖瘟消え已りて細粟瘡を生じ、甚だ微なり。……」という。

（二）抵――「抵」と解する。『後漢書』劉玄伝に「抵破書案」とあり、その注に「抵、擊也」とある。

【口語訳】

三十八、漆

うるしかぶれには、唾を吐いて、言う。「息を吐くぞ、漆よ」と三回繰り返し、すぐに言う。「天帝はお前をつかわして、そうして弓矢に漆を塗られた。今やお前はひとびとのできものを作っている。お前に豚の糞を塗り、靴の底でふみつぶすぞ」。

403　一、祝曰、啻右五兵、壐亡、不亡、瀉刀爲裝。卽唾之、男子七、女子二七。

一に、祝して曰く、「啻（帝）に五兵右《あ》（有）り。壐《なんじ》（爾）亡《う》せよ。亡せざれば、刀に瀉《そそ》ぎて裝《よそおい》と爲さん」と。卽ち之に唾す。男子七たび、女子二七たび。

【口語訳】
別方、呪文を唱える。「帝には五つの武器がある。お前は消えろ。消えなければ、刀に水を注いで身支度をするぞ」。すぐに、男子は七回、女子は十四回唾を吐く。

404　一、歕、桼王、若不能桼甲兵、令某傷、奚矢、鼠襄（一）涂桼王。

一に、歕（噴）く、「桼（漆）の王よ。若《なんじ》甲兵に桼《うるしぬ》（漆）ること能わず、某を傷《そこな》わ令《し》む。奚《とり》（雞）の矢（屎）・鼠の襄（壤）を桼（漆）の王に涂（塗）らん」と。

【注釈】
（一）襄――「壤」と解する。『書経』禹貢に「厥土惟白壤」とあり、孔安国伝に「無塊曰壤」とある。また同所を引く『漢書』地理志上の顔師古注には「柔土曰壤」とある。

【口語訳】
別方、息を吹きつけていう。「漆の王よ、お前はかぶとや武器に漆を塗れないで、私を損傷した。鶏の糞と鼠の穴の土を漆の王に塗るぞ」。

405 〔一〕□鼠□掔、㱃其□一音、令人終身不膝。

一に、……鼠……掔（腕）、其……一音（杯）を㱃（飲）む。人をして終身、膝（漆）せざら令む。

【口語訳】別方、……鼠……腕、その一杯の……を飲む。その人を一生漆にかぶれなくする。

406 〔一〕□傅之。

一に、……之を傅く。

【口語訳】別方、……それをつける。

407 （欠脱）□

408 〔一〕□以朝未食時傅□
409 □如故。治病毋時。治病禁勿□。

一に、……朝の未だ食らわざる時を以て、傅く……、故《もと》の如し。病を治するに、時毋し。病を治するに、禁じて……すること勿かれ。

【口語訳】

別方、……朝、まだ食事しない時に、つける。……もとのようになる。病気を治すのに決まった時期はない。病気を治す際には決して……してはならない。

410 〔一〕□以木薪炊五斗米、孰、□之、即□
411 □時取狼牙根〔一〕。

一に、……木の薪を以て五斗の米を炊ぐ。孰《に》（熟）ゆれば之を……。即ち……、時に狼牙の根を取る。

【注釈】

（一）狼牙根――『神農本草経』下品に「狼牙」が収載され、「邪気・熱気、疥瘙・悪瘍・瘡痔を治し、白虫を去る」という。マメ科のコマツナギがあてられる。狼牙の根。

【口語訳】

別方、……薪で五斗の米を炊く。煮えたらそれを……。すぐに……の時に狼牙の根を取る。

三十九、蟲蝕

412 蟲〔蝕〕(一) □在於脥、若在[它]所、其病所在曰［　　］瘕、毀而[取]［　］
413 [而]□[以]□[洒]之、令僕僕然、卽以傅。傅［　　］湯、以羽靡［　］
414 [□]□[□]卽傅藥。傅藥[薄][厚]盈空而止。［　　］明日有洒以湯□
415 傅□如前。日[壹][洒]□日壹傅藥、三［　　］[數]、肉產、傷［　］
416 肉而止。止卽洒去□[已]去藥、卽以[㲋]［　　］、疕瘳而〔已〕□
417 三日而肉產、可八〔九日〕而傷平、傷平［　　］〔十〕[餘]日而瘳如故。傷□
418 [欲]裹之卽裹之。□[欲]□勿［　　］□矣。傅藥先旦、未傅□
419 傅藥、欲食卽食。[服]藥時［　　］。

蟲蝕……脥（喉）に在り、若しくは它所に在れば、其の病の在る所を……と曰う。……瘕（核）、毀《つぶ》して取……而……を以て之に洒《そそ》ぐ。僕僕然とせ令《し》め、卽ち以て傅く。傅……湯、羽を以て靡《す》（磨）り……、卽ち藥を傅く。藥を傅くる薄厚は、空（孔）に盈つれば已む。……明日有《また》（又）洒《そそ》ぐに湯を以てす。……を傅くること前の如し。日に壹たび洒ぎ、日に壹たび藥を傅く。三……數、肉產す、傷……肉而止む。止めれば卽ち洒ぎ去る。……已に藥を去れば、卽ち㲋……を以て……、疕瘳ゆれば已む。……三日にして肉產し、八九日可《ばか》りにして傷平らぐ。傷平らぎ……、十餘日にして瘳《い》えて故《もと》の如し。傷……、之を裹《つつ》まんと欲すれば、卽ち之を裹む。……欲……勿……矣。藥を傅くるに旦《あした》に先んず。未だ傅けざるに……。藥を傅くれば、食らわんと欲すれば卽ち食らう。藥を服する時、……

【注釈】

（一）蟲蝕——虫に侵食されることによって生ずると考えられた皮膚潰傷。

【口語訳】

三十九、虫蝕

虫に食われて、……がのどにあるか、もしくは他の場所にあれば、その病気の在る場所を……と言う。……の種、つぶして……取り……而……でそれを洗う。うんざりするまで洗い、すぐにそれをつける。傅……湯、羽で……こすり……、すぐに薬をつける。薬をつける厚さは、穴に満たしたらやめる。……翌日さらに湯で洗う。……を前のようにつける。一日一回洗い、……一日一回薬をつける。三……数、肉ができてきて、傷……肉したらやめる。やめたらすぐに洗い流す。……薬を除いてしまったら、すぐに豚……で……、できものが治ったらやめる。……三日で肉ができてきて、八・九日ほどで傷はおさまる。傷がおさまり……十数日で治ってもと通りになる。傷……、それを包もうと思えば包み、（包み）たく（なければ包ま）ない。薬をつけるには夜明け前にする。つけないうちに……、薬をつけたら食べたければ食べる。薬を使う時は……。

420　一、燔扇藘（一）、冶之、以杜豬膏□。

一に、扇（漏）藘（蘆）を燔き、之を冶く。杜（牡）の豬の膏を以て……

【注釈】

（一）屚籚――『神農本草経』上品に「漏蘆」が収載され、「皮膚熱、悪瘡・疽痔、湿痺を治す。乳汁を下す」という。キク科のタイリンアザミやヒゴタイの根があてられる。

【口語訳】

別方、漏蘆を燃やして擣き砕き、牡の豚の脂肪で……。

421 一、取[雄][雞]矢、燔、以[熏]其痏□鼠令自死、煮以[水]□

422 布其汁中、傅之。[毋][手]操痏□。

一に、雄の雞の矢（屎）を取り、燔きて、以て其の痏を熏《ふす》ぶ。……鼠を自《みずか》ら死せ令め、煮るに水を以てす。……布を其の汁の中に……、之を傅く。手もて痏を操《か》（搔）くこと毋かれ。

【口語訳】

別方、雄の鶏の糞を取り、焼いて、それで傷口をいぶす。……鼠をひとりでに死なせ、水で煮る。……布をその汁の中に……、それをつける。手で傷口を掻いてはいけない……。

423 一、蟲食。取禹竈□塞傷痏□。●令。

一に、蟲食には、禹竈……を取りて傷痏を塞《ふさ》ぎ、……。●令《よろ》し。

【口語訳】
別方、虫に食われたら、禹竈……を取って傷口をふさぎ、……。・良方。

424　一、貳食口鼻、治觀癸(一)□、以桑薪燔□其□令汁出以羽取□

一に、貳(蟘)口鼻を食めば、觀(菫)癸(葵)……を治き、桑の薪を以て……燔く。其の……汁を出だ令め、羽を以て……を取り……

【注釈】
(一)觀癸――「菫葵」のことか。『爾雅』釈草「齧、苦菫」の郭注に「今菫葵也。葉似柳、子如米汋、食之滑」とあり、『千金方』巻二十六の食治篇菜蔬に「菫葵、味苦平、無毒。久服除人煩急、動痰冷、身毒多懈惰」という。「石龍芮」(ウマノアシガタ科のタガラシ)に同定される(『本草綱目』)。

【口語訳】
別方、蟘に口や鼻を食べられたら、菫葵……を擣き砕き、桑の薪で焼く。……其……汁を出させ、羽で……を取り……。

425　〔一〕豦斬乘車髼楟□

一に、豦《にわ》(遽)かに乘車の髼《うるしぬ》れる楟(鞹)を斬り……

【口語訳】

別方、急いで乗用車の漆で塗った皮を切り……。

426 〔一〕□[食]□[豬]肉肥者

427 □[以]□

一に、……食めば、豬肉の肥えたる者を……以……

【口語訳】

別方、……に食われたら、肥った豚の肉を……以……。

428 一、治陳葵、以□□□

一に、陳き葵を治き、以て……

【口語訳】

別方、古いアオイを擣き砕いて、それで……

429 一、貳食齒、以榆皮、(一)[白]□(二)、美桂、而幷□傅空□。

一に、貳（蟦）齒を食めば、楡皮・白……・美桂を以て、而して幷わせ……空（孔）に傅け……

【注釈】

（一）楡皮――『神農本草経』上品に「楡皮」が収載され、「大小便不通を治し、水道を利し、邪気を除く」という。ニレ科のノニレの樹皮があてられる。

（二）白□――不詳。

【口語訳】

別方、蟦に歯を食われたら、楡の皮・白……・良質の桂を用いて、いっしょに……穴につけ……。

四十、乾騒

430 乾騒方（一）。以雄黄二兩、水銀兩少半、頭脂一升、□〔雄〕黄靡水銀手□

431 雄黄、孰撓之。先孰洒騒以湯、潰其灌、撫以布、令□□而傅之、一夜一□。

乾騒（瘙）の方。雄黄二兩・水銀兩少半・頭脂一升を以《もち》う。雄黄を……、水銀を手に靡《す》（磨）り……、雄黄を……、孰《よ》（熟）く之を撓《ま》ず。先ず孰（熟）く騒（瘙）に洒《そそ》ぐに湯を以てし、其の灌を潰し、撫《な》ずるに布を以てし、……にせ令めて之を傅く。一夜一……。

【注釈】

（一）乾騒——「乾」は乾燥性の意。「騒」は皮膚の騒で、瘙の意。すなわち乾燥性・瘙痒性の皮膚疾患。

【口語訳】

四十、乾瘙

乾性の皮膚のかゆみの処方。雄黄二両・水銀一両と三分の一、フケ一升を用いる。雄黄を……、水銀を手にこすりつけ……、雄黄を……、十分にかきまぜる。先に十分にかゆみを湯で洗って、湯を注いだところを潰し、布でおさえ、……にしてから、それをつける。一夜に一……。

432　一、熬陵技一參、令黄、以[淳]酒半斗煮之、三沸止、蚩其汁、夕毋食歓。

一に、陵（菱）技（芰）一參を熬《からいり》して、黄なら令《し》め、淳酒半斗を以て之を煮る。三たび沸して止め、其の汁を蚩（澈）す。夕に食らうこと勿く、歓（飲）む。

【口語訳】

別方、菱芰三分の一をからいりして黄色くし、濃い酒半斗でこれを煮る。三回沸騰したら止めて、その煮汁を清ませる。夕方、食事をせずに、飲む。

433　一、以般服零（一）、最取大者一枚、壽。壽之以舂、脂弁之、以為[大]丸、操。

一に、般《ひさ》（久）しき服（茯）零（苓）を以て、大なる者一枚を最《つか》（撮）み取り、壽《つ》（擣）く。之を壽《つ》（擣）くに舂《うす》（舂）を以てし、脂もて之を弁《ね》り、以て大きなる丸と為し、操す。

【注釈】

（一）般服零――「般」は「服」の誤写で、墨消し忘れたのだとする説（馬継興）もある。「服零」は『神農本草経』上品収載の「伏苓」と同品であろう。「胸脇逆気、憂恚・驚邪・恐悸、心下結痛、寒熱・煩満・欬逆を治し、口焦・舌乾を止め、小便を利す」という。伏苓の「苓」はもと「零」と書き、「零」は「矢（屎）」の意であろう。サルノコシカケ科のマツホドが用いられる。

【口語訳】

別方、古くなった茯苓を用い、大きなもの一個をつまみとってつく。これをつくには臼でつく。脂肪でこれを練って、それを大きな丸薬にして、手にとってかゆみにこすりつける。

434　一、取茹盧本、(一)韲之。以酒漬之、[后]日一夜、而以〔涂〕之、已。

一に、茹盧（蘆）の本を取り、之を韲《なます》（齏）にし、酒を以て之を漬《ひた》す。后《のち》日《ひ》一夜《ひとよ》にして之を涂《ぬ》（塗）れば、已ゆ。

【注釈】
（一）茹盧本――『名医別録』に「茜根一名茹蘆」とあることから、この「茹盧」は『神農本草経』上品収載の「茜根」に相当すると考えられる。『神農本草経』に「寒湿風痺、黄疸を治し、中を補う」という。「本」は根。アカネ科のアカネの根。第278行・注（四）参照。

【口語訳】

別方、茜の根を取り、それを細切りにして、酒で浸す。一昼夜たってから、それを塗れば治る。

435　一、取犂盧(一)二齊、(二)烏家一齊、礜一齊、屈[居](三)[一][齊]、芫華(四)一齊、并[和]以車故脂、如之□

436　裹、善洒。乾、節炙裹樂、以靡其[騷]、□靡脂□脂、騷[卽]已。

一に、犂（藜）盧（蘆）二齊・烏家（喙）一齊・礜一齊・屈居（据）一齊・芫華一齊を取り并わせ和えるに車の故き脂を以てす。如之……裹《つつ》み、善く洒ぎ、乾けば、節《すなわ》（卽）ち裹みたる樂（藥）を炙《あぶ》りて、以て其の騷（瘙）を靡《す》（磨）る。

……靡脂……脂、騷（瘙）卽ち已ゆ。

【注釈】

（一）犂盧――第372行の「黎盧」と同一品。第372行・注（一）参照。

（二）齊――分量を表す単位か。『史記』倉公伝に「躁者有餘病、即飲以消石一齊」とある。

（三）屈居――『神農本草経』下品の「藺茹」に相当するか。第278行・注（四）参照。

（四）芫華――『神農本草経』下品に「芫華」が収載され、「欬逆上気、喉鳴喘、咽腫・気短、蠱毒・鬼瘧、疝瘕・癰腫を治し、虫魚を殺す」という。ジンチョウゲ科のフジモドキの花蕾があてられる。

【口語訳】

別方、藜蘆を二斉、烏頭を一斉、礜を一斉、藺茹を一斉、芫華を一斉取って、いっしょにして車軸の古い脂でまぜあわせる。如之……包み、十分に洗って、乾いたらすぐに包んだ薬を火であぶって、それでかゆみをこする。……靡脂……脂、かゆみはすぐに治る。

437 一、取闌根（一）、白付（二）小刌（三）一升、舂之、以截、沐相半洎之、毚□、置温所三日、而入豬膏□

438 者一合其中、因炊〔三〕沸、以傅疥、而炙之。乾而復傅者□。居二日乃浴、疥已。•令。

一に、闌（蘭）の根・白付を取り、小さく刌《き》ること一升。之を舂《うすづ》き、截《こんず》・沐《ゆるす》相半《なか》ばするを以て之に洎《そそ》ぐ。毚《わず》（纔）かに……、温《あたたか》き所に置くこと三日にして、豬膏……者一合を其の中に入る。因りて炊ぎ、三たび沸かして、以て疥に傅けて、之を炙《あぶ》る。乾きて復び傅くれば……。居ること二日にして、乃ち浴すれば、疥已ゆ。・令《よろ》し。

【注釈】

（一）蘭根――『神農本草経』上品の「蘭草」の根のことと考えられる。第87行・注（二）参照。

（二）白付――不詳。『名医別録』下品所収の「白附子」（基原植物に関しては異説がある）に相当するとする説、『呉普本草』所収の「白符」一（第471行の「白柎」も同一品だとする）、すなわち『神農本草経』上品「五石脂」のうち「白石脂」に相当するとする説がある。

（三）刌――『漢書』元帝紀に「分刌節度」とあり、その注に「韋昭曰、刌、切也」とある。

【口語訳】

別方、フジバカマの根と白付を取り、一升を細かく切る。それを臼でついて、酢と米のとぎ汁を半々にしたものを注ぐ。軽く……、温かい場所に三日間おいてから、豚脂……者一合をその中に入れる。それから炊いて、三回沸騰させ、それをかゆみにつけて、そこをあぶる。乾いたらふたたびつければ……。二日間そのままにしておいてから、からだを洗えば、かゆみは治る。

439　一、煮桃葉（一）三𣲙、以爲湯。之溫內、歙熱酒、已、卽入湯中、有[歙]熱酒其中、雖久[騷]〔已〕。

一に、桃の葉を煮て、三たび𣲙して、以て湯と爲す。溫き內に之《ゆ》き、熱き酒を歙（飲）む。已《や》めれば卽ち湯中に入り、有《また》（又）熱き酒を其の中に歙（飲）む。久しき騷（瘙）と雖も、已ゆ。

【注釈】

（一）桃葉――『名医別録』下品に「桃葉」が収載され、「尸虫を除き、瘡中の虫を出す」という。モモの葉。

【口語訳】

別方、桃の葉を三分の一ずつに分けて煮て、そうして薬液を作る。温かい室内に入って、燗をした酒を飲む。飲み終えたらすぐに薬液の中に入り、さらにその中で燗酒を飲む。古くからのかゆみであっても治る。

440　一、乾騷。煮弱二斗、令二升、豕膏一升、冶黎盧二升、同傅之。

一に、乾騷（瘙）には、弱（溺）二斗を煮て二升にせ令め、豕膏一升・冶《くだ》きたる黎（藜）盧（蘆）二升を、同じくして、之を傅く。

【口語訳】

別方、乾性のかゆみには、小便二斗を煮つめて二升にし、豚脂一升と擣き砕いた藜蘆二升をあわせて、それをつける。

四十一、身疕

441 身疕。(一)疕毋名而養、用陵叔(二)熬、治之、以犬膽和、以傅之。傅之久者、輒停三日。三、疕已。•嘗試。•〔令〕。

身疕。疕の名毋くして養《かゆ》(癢)し。陵(菱)叔〈菽(芰)〉を用いて熬《からいり》し、之を治《くだ》き、犬の膽を以て和え、以て之に傅く。之を傅くること久しければ、輒《すなわ》ち停《とど》むること三日。三たびにして、疕已ゆ。嘗《こころ》試みよ。•令《よろ》し。

【注釈】

(一) 身疕——原本目録では「久疕」に作るようにも見える。「疕」は「傷」「禿」「痂」「創」などと解する説がある。以下の原文に「名なくしてかゆし」とあるから、やはり瘙痒性皮膚疾患であろう。

(二) 陵叔——第373行・注(一)参照。

【口語訳】

四十一、身疕

からだにできたできもの。特定の名称がないできものでかゆい場合。菱芰を用いて、からいりして擣き砕き、犬のきもでまぜあわせて、それをつける。長期間つける場合には、その都度三日間休む。三回くりかえせば、できものは治る。試してみよ。•良方。

442

一、疕、⿱敝韭葵、漬以水、夏日勿漬、以傅之、百疕盡已。

一に、疕には、葵を⿱敝韭《なます》（韲）にして、漬すに水を以てす。夏日には漬すこと勿かれ。以て之を傅くれば、百疕盡《ことごと》く已ゆ。

【口語訳】

別方、できものには、アオイを細かく刻んで、水で浸す。夏期には浸してはいけない。それをつければ、どんなできものでもすべて治る。

443

一、以黎盧二、礜一、豕膏和、而膝[以]尉疕。

一に、黎（藜）盧（蘆）二・礜一を以《もち》い、豕膏もて和う。而して膝（索）して以て疕を尉（熨）す。

【口語訳】

別方、藜蘆を二、礜石を一の割合で、豚脂でまぜあわせる。そうして取ってそれでできものを熨す。

444

一、久疕不已、乾夸(一)竈、漬以傅[之]、已。

一に、久しく疕已えざれば、乾きたる夸《おお》きなる竈を、漬して以て之を傅けば已ゆ。

【注釈】
（一）夸——『漢書』厳安伝に「帯剣者夸殺人以矯奪」とあり、顔師古注に「夸、大也」とある。

【口語訳】

別方、長い間できものが治らなければ、乾いた大きな竈（の土）を、水に浸してそれをつければ治る。

445　一、行山中而疕出其身、如牛目、是胃日□

一に、山中を行きて疕其の身に出で、牛の目の如くなるは、是れ日……と胃《い》（謂）う。


【口語訳】

別方、山の中を歩いた後で、牛の目のような形のできものが体にできたら、これは日……といい……。

446　一、露疕。燔飯焦、冶、以久膏和、傅。

一に、露疕には、飯を燔きて焦がし、冶き、久しき膏を以て和え、傅く。


【口語訳】

別方、露疕には、炊いた米を焼いて焦がし、擣き砕いて、古い動物脂肪でまぜあわせてつける。

447　一、□

一に、……

【口語訳】
別方、……

448　一、以槐東郷本、枝、葉（一）、三沥煮、以汁□□□

一に、槐の東に郷（嚮）きたる本・枝・葉を以《もち》い、三たび沥し煮る。汁を以て……

【注釈】
（一）槐東郷本、枝、葉――「槐」はマメ科のエンジュの木。その東向きの根と枝と葉。「槐実」は『神農本草経』上品に収載され、『名医別録』文に「枝は瘡及び陰嚢下の湿痒を洗うを主る。根は喉痺・寒熱を主る」という。

【口語訳】
別方、槐の木の東に向いた根と枝と葉を使う。三分の一ずつ三回に分けて煮て、その煮汁で……。

449　一、其祝曰、浸浸（一）煏煏虫、黄神在竈中、□□遠、黄神興□

一に、其の祝に曰く、「浸浸熇熇たる虫よ、黄神竈中に在り。……遠、黄神興……」

【注釈】

（一）浸浸――『漢書』酷吏伝の顔延年の条に「浸浸日多」とあり、顔師古注に「浸、漸也」とある。

【口語訳】

別方、その呪文。「だんだん集まってきた虫よ。黄神は竈の中にいらっしゃる。……遠、黄神興……」。

450 一、涿。(一) 先以黍潘孰洒涿、卽燔數[年][藁]、□其灰、[冶]□傅涿。已傅灰、灰盡漬□
451 摹以捚去之。已捚、輒復傅灰、捚如前。[久]涿、[灰]盡、卽[可]瘳矣。傅藥時禁□
452 嘗試。•令。

一に、涿（瘃）には、先ず黍《きび》の潘《ゆする》を以て孰《よ》（熟）く涿（瘃）を洒《すす》ぐ。卽ち數年の藁《わら》を燔《や》き、其の灰を……、冶き……涿（瘃）に傅く。已《すで》に灰を傅け、灰盡く漬……、摹《す》りて以て之を捚《ととの》（理）え去る。已に捚《ととの》（理）うれば、輒ち復た灰を傅け、捚（理）うること前の如し。久しき涿（瘃）も、灰盡くれば卽ち瘳《い》ゆ可し。藥を傅くる時、……を禁ず。嘗《こころ》試みよ。•令《よろ》し。

【注釈】

（一）涿――「瘃」と解する。凍傷。『漢書』趙充国伝に「手足皸瘃」とあり、その注に「文穎曰く、皸は坼裂なり。瘃は寒創なり」とある。

【口語訳】
別方、しもやけには、先ずモチキビのとぎ汁で患部をよく洗い、すぐに数年たったワラを燃やしてその灰を……、擣き砕き……しもやけにつける。灰をつけてしまったら、灰はすべて漬……手でなでてそれを整える。整えおえたら、その都度ふたたび前と同様に灰をつけて整える。以前からのしもやけであっても、灰がなくなる頃には治るはずである。薬をつける際、……をしてはならない。試してみよ。・良方。

453 一、烝凍土、以尉之。

一に、凍りたる土を烝《む》（蒸）して、以て之を尉《の》（熨）す。

【口語訳】
別方、凍った土を蒸して、それで患部を熨す。

454 一、以兔產㞢（一）、塗之。

一に、兔の產《なま》の㞢《のう》（腦）を以て、之に塗る。

【注釈】
（一）兔產㞢——ウサギの新鮮な脳髄。『名医別録』中品の「兔頭骨」が収載され、「脳は凍瘡を療す」という。

【口語訳】
別方、新鮮な兔の脳みそを、患部につける。

455　一、咀韰(一)、以封之。

一に、韰《らっきょう》（薤）を咀みて、以て之を封ず。

【注釈】
（一）韰――「薤」の異体字であろう。第43行・注（一）参照。

【口語訳】
別方、ラッキョウを咀み砕いて、それで患部をふさぐ。

456　一、踐(一)而涿者、燔地穿而入足、如食頃(二)而已、即□[葱]封之、若[烝][葱]尉之。

一に、踐みて涿（瘃）すれば、地の穿《あな》を燔きて、足を入る。食らう頃《ころおい》の如くにして已む。即ち……葱もて之を封ず、若《も》しくは烝（蒸）したる葱もて之を尉《の》（熨）す。

【注釈】
（一）踐――裸足であるくことであろう。『史記』孝文本紀に「皆無踐」とあり、裴駰に集解に「……孟康曰、踐、跣也。晋灼曰、漢語作跣、跣、徒跣也」とある。

（二）食頃——食事をとるのに要する時間。『史記』孟嘗君列伝に「出如食頃、秦追果至関」とある。短い時間を意味する。

【口語訳】

別方、裸足で歩いてしもやけになった場合、地面に掘った穴を焼いて、足を入れる。食事するほどの時間で止め、すぐネギを……して患部をふさぐ。もしくはネギを蒸して患部を熨す。

四十二、蠱

457 □蠱（一）者、燔扁輻（二）、以荊薪、即以食邪者。

……蠱には、扁《こうもり》（蝙）輻（蝠）を燔くに荊《いばら》の薪《たきぎ》を以てし、即ち以て邪者に食らわしむ。

【注釈】

（一）□蠱——原本目録には単に「蠱」とある。古来中国では中毒性の疾患を「蠱毒」と称し、様々の原因による疾患を一つの範疇でとらえてきた。これには不可解な中毒症、人為的毒殺、動植物による経口的ないしは非経口的中毒、さらには有毒気体による中毒、微生物の感染症など種々のものが含まれていたらしい。小曽戸洋『中国医学古典と日本』（塙書房・一九九六）四一四～四三三頁参照。

（二）扁輻——『神農本草経』中品に「伏翼、一名蝙蝠」が収載され、「目瞑を治し、目を明らかにし、夜精光あるを視る」という。コウモリ。

【口語訳】

四十二、蠱

……蠱の場合、コウモリをイバラの薪で焼き、すぐに患者に食べさせる。

458 一、燔女子布、以歓。

一に、女子の布を燔きて、以て歙（飲）む。

【口語訳】

別方、女性の下着を焼いて、それを飲む。

459 □蠱而病者、燔北鄉幷符、(一)而烝羊尼、(二)以下湯敦符灰、卽□病者、沐浴爲蠱者。

……蠱にして病めば、北に鄉《む》（嚮）きたる幷符を燔きて、羊の尼《にかわ》（昵）を烝（蒸）して、下りたる湯を以て符の灰に敦《そそ》（淳）ぐ。卽ち……病者。沐浴もて蠱者を爲《おさ》む。

【注釈】

（一）幷符――不詳。

（二）羊尼――「尼」を「眉」と解し、「羊腿（羊の臀）」とする説（馬継興・張顕成）、「尼」を「羠」と解し、去勢した羊とみる説（山田慶児）がある。

【口語訳】

……蠱にあたって病気になった場合、北向きの幷符を燃やし、羊のニカワ（或は脂肪）を蒸して、滴った汁を符の灰に注ぐ。すぐに……病者。髪と体を洗って、蠱の患者をいやす。

460 一、病蟲者、以烏雄雞(一)一、蛇一、并直瓦赤鋪中、卽蓋以□東鄕竈炊之、令雞、蛇
461 盡燋、卽出而治之。令病者、每日以三指三最藥、入一棓酒若鬻中、而歙之、日壹歙。
462 盡藥、已。

一に、蟲を病めば、烏《くろ》き雄の雞一・蛇一を以い、并わせて瓦なる赤き鋪《かま》（鬴）の中に直《お》（置）く。卽ち蓋するに……を以てし、東に鄕《む》（嚮）きたる竈に之を炊ぐ。雞・蛇をして盡く燋げ令め、卽ち出だして之を治《くだ》く。病者をして每旦、三指を以て三たび藥を最《つま》（撮）み、一棓（杯）の酒、若しくは鬻（粥）の中に入れて之を歙（飲）ま令む。日に壹たび歙（飲）み、藥盡くれば、已ゆ。

【注釈】

（一）烏雄雞――『名医別録』上品に「烏雄雞」が収載され、「肉は中を補い、止痛を主る」という。黒いオンドリ。

【口語訳】

別方、蟲を患った場合は、黒い雄の鶏一羽と蛇一匹を用い、いっしょにして素焼の赤い釜の中に入れ、すぐに……で蓋をして、東向きの竈でそれを炊く。鶏と蛇を完全に焦がしたら、すぐに取り出して撞き砕く。患者に毎日、夜明けに三本指三つまみの薬を、一杯の酒もしくは粥の中に入れて、それを飲ませる。一日一回飲み、薬を全部飲んだら治る。

463 一、蟲、漬女子未嘗丈夫者[布]□音、治桂入中、令毋臭、而[以]□歙之。

一に、蠱には、女子の未だ丈夫を嘗《こころ》みざる者の布を……音（杯）に漬《ひた》し、桂を治きて中に入れ、臭い毋から令め、而して……を以て之を歙（飲）む。

【口語訳】

別方、まだ男と交わらない女性の下着を……杯に浸し、桂を擣き砕いてその中に加え入れて匂いを消してから、……でそれを飲む。

四十三、魃

464 魃(一)。禹歩三、取桃東枳、中別爲□之倡(二)、而笄門戸上各一。

魃には、禹歩すること三、桃の東の枳（枝）を取り、中より別《わ》かち……の倡《わざおぎ》を爲《つく》り、而して門の戸の上に笄《こうがい》すること各々一。

【注釈】

（一）魃——『説文』に「一に小児鬼という」とあり、『諸病源候論』巻四十七・小児雑病候・被魃候に「小児に魃病ある所以は、婦人懐妊時悪神ありてその腹中に導れば、胎嫉妬し、他を制伏せんとして小児を病ましむ。妊娠の婦人必ずしもよく魃を致さず。人により時にこれあるのみ。魃の疾たる、よく微々に下して寒熱往来し、毫毛髪鬇鬡して情思悦しまざるものはこれその証なり」という。

（二）倡——『漢書』枚乗伝に「詼笑類俳倡」とあり、顔師古注に「俳、雑戯也。倡、楽人也」とある。

【口語訳】

四十三、魃

魃には、三回禹歩して、東に向いた桃の枝を取り、真中から割いて……の楽人を作り、入口の扉の上にそれぞれ一つずつ挿す。

465 一、祝曰、濆者魃父魃母、毋匿□北□巫婦求若固得、□若四體、編若十指、投若□
466 □水、人毆人毆而比鬼。毎行□、以釆蠡爲車、以敝箕爲輿、乘人黒豬、行人室家、□
467 □若□徹弫魃□魃□所。

一に、祝して曰く、「濆（噴）く者は、魃の父・魃の母なり。……を匿すこと毋かれ。……北……、巫婦 若《なんじ》を求めて固《まこと》に得たり。若が四體（體）を……、若が十指を編み、若を……水に投げん。人毆《や》、人毆《や》、而して鬼に比《なら》ぶ。毎に……を行い、釆《ひさご》（奚）蠡を以て車と爲し、敝《やぶ》れたる箕《みの》を以て輿と爲す。人の黒豬に乗り、人の室家に行く。……若……徹弫、魃……魃……、……所。」

【口語訳】

別方、呪文を唱える。「息を吐く私は、魃の父・魃の母である。……をかくしてはならぬ。……北……、巫婦はお前を捜して確かに捕えた。お前の四体を……、お前の十本の指を編み、お前を……水に投げこむぞ。人よ人よ、それなのに鬼とみなされている。いつも……を行い、ひょうたんを車とし、ぼろぼろの箕を輿として、他人の黒豚に乗り、他人の住居に行く。……若……徹弫、魃……魃……、……所」。

四十四、去人馬疣

468 去人馬疣方（一）。取段鐵者灰三（二）□

469 以鍑煮、安炊之、勿令疾沸、□不盡可一升、□以金□

470 去、復再三傅其處而已。嘗試。毋禁。・令。

人の馬疣を去る方。鐵を段《きた》（鍛）えたる者の灰三……を取り、……鍑《かま》を以て煮、安らかに之を炊ぐ。疾く沸か令むること勿かれ。……一升可《ばか》りを盡くさずして……、……以金……去、復た再び三たび其の處に傅くれば已ゆ。嘗試《こころ》みよ。禁毋し。・令《よろ》し。

【注釈】

（一）去人馬疣――「馬疣」は疣贅（いぼ）の一種。以下原文の説明によると、先端が大きく、根本が小さいというから、乳頭状のいぼである。なぜ「馬」の字がつくのか不詳。一説によると馬の字のつく病名は古来、一概に急性症のものであるという（森立之）。

（二）段鐵者灰――「段」は「鍛」の意であろう。鉄を鍛（きた）えるときに皮甲状になって剥落する灰。『神農本草経』中品所収の「鐵落」と同一品であろう。同書に「風熱の悪瘡、瘍疽・傷痂、疥気の皮膚中にあるを治す」という。

【口語訳】

四十四、去人馬疣

人の馬疣を取り去る処方。鉄を鍛錬した時の鉄屑を三、……を取り、……金属製の釜で煮る。静かに炊き、すぐに沸騰させてはならない。……一升ほどになる前に、……以金……去、くりかえし二回、三回と患部につければ治る。試してみよ。禁忌はない。•良方。

471 〔一〕去人馬疣、疣其末大本小□者、取夾□、白柎□、縄之以堅絜□□手結□

472 疣去矣。毋禁。毋禁。嘗〔試〕。•令。

一に、人の馬疣を去るに、疣其の末大きく本小さく……なれば、夾……・白柎……を取り、之を縄《あざな》いて堅く絜《くく》り……手結……、疣去る。禁毋し。禁毋し。嘗《こころ》試みよ。•令し。

【口語訳】

別方、人の馬疣を取り去る際に、疣が先端が大きく根本が小さくて……な場合には、夾……と白附子……を取る。これに縄をかけて固く縛り、……手結……、疣はなくなる。禁忌はない。試してみよ。•良方。

四十五、⿸疒馬

473 ⿸疒馬（一）者、痽痛而潰。⿸疒馬居右、馬右頰（骨）、左、（馬）左頰骨、燔、治之。鬻叔取汁洒□
474 以㲋膏已湔者膏之、而以治馬（頰骨）□傅布□膏□更裹、再膏傅、
475 而洒以叔汁。廿日、⿸疒馬已。嘗試。・令。

⿸疒馬とは、痽（癰）痛みて潰れたるなり。⿸疒馬、右に居れば馬の右の頰骨、左なれば、馬の左の頰骨を、燔きて之を治く。叔《まめ》（菽）を鬻《に》（煮）て汁を取り……を洒《すす》ぐ。㲋膏の已に湔（煎）じたる者を以て之を膏《うるお》し、而して治きたる馬の頰骨を以て……、傅布……膏……更に裹み、再び膏《うるお》して傅け、而して洒《すす》ぐに叔（菽）の汁を以てす。廿日にして⿸疒馬已ゆ。嘗試《こころ》みよ。・令《よろ》し。

【注釈】

（一）⿸疒馬——「⿸疒馬」は不詳。『説文』によるといくつかの解釈があるが、以下の原文の記述からすると、創瘍状のもので、顔面にできる、面疔、化膿性尋常性痤創の類かと思われる。

【口語訳】

四十五、⿸疒馬

⿸疒馬とは、癰が痛くなって潰れたものである。⿸疒馬が（体の）右側にあれば馬の右側の頰骨を、左側ならば左側の頰骨を、

焼いて擣き砕く。大豆を煮て煮汁を取って……を洗う。煮つめておいた豚脂をそこに塗ってから、擣き砕いた馬の頬骨を……、傅布……膏……また包んで、もう一度塗ってから大豆の煮汁で洗う。二十日で瘍は治る。試してみよ。•良方。

476 一、瘍。瘍者有牝牡、牡高膚、牝有空。治以丹□爲一合、撓之、以豬織
477 膏和、傅之。有去者、輒逋之、勿洒。□面皰赤已。

一に、瘍。瘍には牝・牡有り。牡は高く膚《はだえ》し、牝は空（孔）有り。治するに丹……を以てし、……一合と爲す。之を撓ぜて、豬の織（膱）膏を以て和え、之を傅く。有（或）るいは去れば、輒ち之を逋《つ》（傅）く。洒《すす》ぐこと勿かれ。……面皰赤ければ已ゆ。

【口語訳】

別方、瘍。瘍には牝と牡がある。牡は皮膚がもり上がり、牝は穴がある。治療には、丹……を用いて、……一合にする。それをかきまぜて豚のねばっこい脂肪でまぜあわせて、つける。もしもとれたら、その都度、薬をつける。洗ってはいけない。……面瘡が赤いのは、治る。

478 〔一〕、瘍。瘍者。癕而潰。用良叔、靁矢、各□而鬻之、以傅癕空
479 中。傅〔藥〕必先洒之。日一洒、傅藥。傅藥六十日、瘍〔已〕。

一に、瘍。瘍とは、癕（癰）して潰れたるなり。良き叔（菽）・靁矢各々……を用いて……之を鬻（擣）き、以て癕（癰）

の空（孔）の中に傅く。藥を傅くるに、必ず先に之を洒《すす》ぐ。日に一たび洒ぎて藥を傅く。藥を傅くること六十日にして、⿸疒馬已ゆ。

【口語訳】

別方、⿸疒馬。⿸疒馬とは癰ができて潰れたもの。良質の大豆と雷矢をそれぞれ……用いて、……擣き砕いて、それを癰の穴の中につける。薬をつける際には、必ず前に患部を洗う。一日一回洗って薬をつける。六十日間、薬をつければ、治る。

四十六、付方

480 □笠（一）。取苺（二）莖、暴乾之□

481 母□已歙此、得臥、臥瞖、更得□已解弱

482 □乾苺用之

483 □根乾之、剡取皮□采根□

484 □十斗、以美□

……笠《か》（嗌）まれば、苺の莖を取り、暴《さら》（曝）して之を乾かし……、母……、已に此を歙（飲）めば、臥すを得。臥して瞖（覺）むれば、更に得……、已に弱《ゆばり》（溺）を解す……、……苺を乾かして之を用う。……根、之を乾かし、皮を剡《けず》り取り……、根を采り……、……十斗以美……

【注釈】

（一）□笠——いかなる病気か不詳。以下第480~484行はこれまでの原文の写手とは異筆で、後に余白に追加補筆されたものと考えられる。残片にもこれと同筆とみられる帛片類が存在する。

（二）苺——『名医別録』下品に「蛇苺汁」が収載され、「渓毒・射工、傷寒の大熱を療すに甚だ良し」という。ヘビイチゴ。

【口語訳】

四十六、付方

……に咬まれたら、苺の茎を取り、日にあてて乾燥させ……、……してはならない。飲んでしまったら寝てよい。寝て目覚めたら、また得……。排尿してしまったら……、……苺を乾燥させて使う。……根は乾燥させ、皮をけずり取り……、根をとり……十斗、以美……。

『五十二病方』一字索引

凡　例

1、本索引は本書の原文翻字部分の一字索引であり、字が含まれる行番号を表示する。

2、原文の翻字部分は『馬王堆漢墓帛書（肆）』（文物出版社、1985年3月）を参考にした。

3、本書の親字は1,200余字である。また、本書の行数は484行であり、上記の中国本の462行とは異なる。中国本との異同については「訳注本・中国本の対経表」(33頁) および「解題」を参照のこと。原文の総字数は、8,260字である。

4、破損字、及び句読記号「•」、残筆により文義その他古医書を参照し補出した文字（〔　〕で括った文字）も親字として取った。文字は通行字体を使用し表示した。釈文中にある異体字、仮借字、錯字の情報は、丸括弧を付して表した。参考のため「(　) →親字」も項目として取った。

5、親字は『大漢和辞典』の部首によって分類し、部首の画数順の配列を原則とした。『大漢和辞典』未収文字については、部首と画数により、適宜、組み込み配列した。最後に「記号・その他」として、句読記号、破損字を収録した。

6、本索引は、小林健二・天野陽介（北里研究所東洋総合研究所医史学研究部）が作成した「『五十二病方訳注』一字索引」のデータに基づき、本叢書に合わせ東方書店が編集した。

【1画】

■一部

一 002, 003, 005, 008, 010, 011, 012, 013, 014, 015, 016, 017, 019, 021, 022, 023, 024, 025, 026, 030, 032, 034, 037, 041, 042, 043, 044, 046, 048, 049, 057, 059, 060, 063, 064, 067, 072, 073, 074, 075, 076, 077, 080, 081, 082, 084, 086, 088, 089, 090, 091, 092, 094, 096, 097, 099, 100, 103, 104, 105, 106, 108, 109, 111, 114, 115, 117, 130, 133, 137, 140, 141, 142, 144, 147, 149, 180, 181, 182, 183, 184, 186, 189, 190, 191, 196, 197, 198, 199, 200, 201, 202, 204, 206, 207, 208, 209, 210, 211, 212, 213, 214, 215, 216, 217, 218, 223, 224, 226, 227, 229, 230, 231, 232, 234, 236, 237, 238, 239, 240, 241, 242, 243, 244, 245, 246, 247, 249, 251, 253, 255, 260, 264, 265, 269, 270, 272, 274, 281, 282, 284, 285, 286, 287, 289, 290, 292, 294, 298, 300, 301, 302, 303, 304, 305, 308, 311, 312, 314, 315, 317, 320, 323, 325, 327, 328, 330, 331, 332, 333, 334, 335, 336, 337, 338, 339, 340, 341, 342, 343, 345, 346, 347, 349, 350, 351, 354, 357, 360, 361, 362, 363, 364, 366, 367, 368, 369, 370, 371, 372, 373, 374, 375, 376, 377, 378, 380, 381, 382, 383, 384, 386, 387, 388, 390, 391, 394, 398, 399, 400, 403, 404, 405, 406, 408, 410, 420, 421, 423, 424, 425, 426, 428, 429, 430, 431, 432, 433, 434, 435, 437, 438, 439, 440, 442, 443, 443, 444, 445, 446, 447, 448, 449, 450, 453, 454, 455, 456, 458, 460, 461, 463, 464, 465, 469, 471, 476, 478, 479

七 066, 105, 108, 109, 111, 125, 194, 210, 224, 226, 228, 233, 235, 241, 243, 246, 247, 277, 298, 299, 403

丈 463

三 006, 024, 025, 042, 048, 049, 052, 057, 068, 072, 085, 092, 094, 096, 097, 106, 113, 124, 125, 145, 182, 184, 189, 190, 191, 192, 201, 202, 204, 205, 212, 213, 215, 217, 218, 221, 223, 224, 227, 231, 231, 232, 238, 244, 254, 265, 269, 276, 278, 281, 283, 300, 301, 303, 311, 318, 320, 324, 331, 341, 344, 354, 361, 380, 381, 386, 402, 415, 417, 432, 437, 438, 439, 441, 448, 461, 464, 468, 470

(三) →參

上 049, 052, 061, 084, 114, 128, 184, 197, 249, 253, 262, 276, 283, 295, 351, 364, 373, 464

上（土） 286

下 031, 038, 049, 053, 070, 082, 084, 094, 095, 105, 110, 190, 197, 207, 219, 232, 234, 236, 245, 247, 249, 256, 277, 283, 284, 297, 402, 459

不 015, 024, 026, 027, 030, 040, 051, 053, 082, 096, 100, 111, 116, 127, 145, 186, 188, 192, 201, 205, 206, 211, 214, 221, 232, 235, 258, 275, 276, 287, 291, 310, 316, 329, 334, 356, 366, 392, 398, 403, 404, 405, 444, 469

且 083, 259, 331

丘 104

丘（蚯） 061

丗 007

■丨部

中 002, 008, 021, 022, 024, 026, 030, 049, 050, 054, 057, 058, 073, 085, 088, 095, 097, 100, 101, 104, 112, 118, 127, 137, 147, 149, 183, 187, 191, 200, 206, 207, 218, 230, 231, 237, 238, 241, 246, 255, 267, 268, 273, 275, 276, 277, 281, 283, 284, 289, 290, 295, 298, 300, 302, 308, 342, 349, 352, 352, 355, 356, 357, 358, 375, 396, 422, 438, 439, 445, 449, 460, 461, 463, 464, 479

丰（蜂） 264

■丶部
丸　433
(丸)→垸
丹　130，341，476
主　066
乃　043，069，129，360，363，366，438
乃（沥）　217
久　021，045，132，266，352，354，364，439，441，444，446，451
久（灸）　102，183，237，249，250，263，267
(久)→般
之　002，004，005，006，009，010，013，014，015，016，019，020，024，030，035，042，043，044，045，048，049，051，052，054，055，060，061，062，063，065，066，070，072，075，080，081，082，085，086，087，089，090，091，093，096，097，098，099，100，102，104，106，108，111，112，113，114，116，117，118，120，121，122，123，124，125，127，128，129，130，131，132，133，135，136，137，144，146，185，187，189，193，200，201，203，204，205，206，207，208，209，210，211，212，213，214，215，216，220，221，225，226，228，229，230，231，233，235，239，240，242，244，246，247，248，254，256，257，260，264，265，267，268，269，270，272，274，275，276，279，282，286，287，288，289，290，291，294，295，297，297，298，300，304，309，311，312，315，316，319，321，323，324，327，328，329，331，332，333，334，335，336，337，338，339，340，341，343，344，345，347，351，353，354，356，359，360，361，362，363，364，366，367，368，369，369，370，371，373，374，375，376，377，378，379，381，383，384，385，388，391，393，398，399，401，402，403，406，410，413，418，420，422，431，432，433，434，435，437，438，439，440，441，442，444，451，453，454，455，456，460，461，463，464，469，471，473，474，476，477，478，479，480，482，483
乖　227，228
乘　425，466

■ノ部
（乏）→豙

■乙部
九　417
（也）→殴
乳　267，334
乾　023，025，042，047，127，129，178，193，240，254，277，278，286，294，332，344，351，378，382，401，430，436，438，440，444，480，482，483

■亅部
予（抒）　044
事　260

【2画】
■二部
二　001，017，018，025，046，061，066，093，094，104，105，108，109，111，124，125，130，131，190，201，210，223，226，228，233，235，241，243，244，246，247，256，269，271，272，277，278，279，294，298，308，321，341，354，360，386，400，403，430，435，438，440，443
五　013，092，094，125，222，261，265，276，284，300，357，369，373，394，403，410
井　041，061，101，104
亘（銜）　363
者（署）　279

■亠部
亡　403
亦　243
亨（烹）　094，198，199，229，269，280
亭（葶）　363

■人部
人　008，056，057，060，061，064，066，076，

085, 091, 096, 097, 100, 103, 135, 208, 227, 234, 236, 268, 291, 323, 329, 379, 405, 466, 468, 471
人（仁） 021, 126
仁 258
今 091, 097, 104, 106, 108, 109, 111, 234, 236, 402
付 437
（他）→陀
令 003, 012, 014, 023, 024, 025, 029, 030, 033, 036, 047, 055, 058, 064, 068, 080, 093, 095, 103, 105, 116, 128, 131, 136, 146, 187, 188, 195, 200, 202, 203, 205, 206, 208, 222, 224, 226, 228, 231, 234, 236, 237, 238, 243, 245, 249, 250, 252, 260, 273, 275, 280, 281, 282, 286, 294, 295, 296, 297, 309, 310, 313, 316, 318, 319, 321, 330, 332, 343, 345, 358, 360, 366, 380, 381, 389, 399, 404, 405, 413, 421, 423, 424, 431, 432, 438, 440, 441, 452, 460, 461, 463, 469, 470, 472, 475
以 002, 003, 010, 011, 015, 016, 017, 018, 019, 021, 022, 028, 030, 031, 034, 037, 038, 041, 042, 043, 044, 045, 046, 048, 049, 050, 052, 053, 055, 056, 058, 061, 062, 063, 064, 067, 068, 069, 071, 072, 073, 074, 078, 080, 081, 085, 087, 088, 089, 090, 092, 094, 095, 100, 101, 102, 104, 105, 106, 108, 109, 111, 112, 113, 114, 118, 119, 123, 127, 129, 130, 131, 133, 135, 137, 141, 142, 144, 145, 146, 148, 149, 180, 182, 186, 187, 189, 192, 193, 196, 197, 198, 199, 200, 201, 202, 204, 206, 207, 209, 210, 211, 217, 218, 220, 221, 224, 226, 227, 228, 229, 232, 234, 235, 236, 237, 239, 240, 242, 243, 244, 246, 247, 249, 252, 253, 254, 256, 258, 259, 264, 265, 268, 269, 270, 272, 273, 275, 276, 277, 279, 281, 282, 283, 284, 286, 287, 289, 290, 291, 292, 294, 295, 296, 300, 301, 302, 303, 304, 305, 307, 308, 309, 312, 313, 317, 320, 321, 327, 329, 332, 333, 334, 335, 336, 337, 338, 339, 340, 341, 343, 345, 347, 348, 349, 350, 351, 352, 359, 360, 361, 362, 363, 364, 366, 367, 368, 369, 370, 371, 372, 373, 374, 375, 377, 378, 379, 380, 382, 383, 384, 385, 387, 388, 390, 391, 392, 395, 396, 399, 400, 401, 402, 408, 410, 413, 414, 416, 420, 421, 424, 424, 427, 428, 429, 430, 431, 432, 433, 434, 435, 436, 437, 438, 439, 441, 442, 443, 444, 446, 448, 450, 451, 453, 454, 455, 457, 458, 459, 460, 461, 463, 466, 469, 471, 474, 475, 476, 478, 484
伏（服） 096
伐 298
休 039, 278, 297, 356, 372
使 135
侍（偫） 112
侯（候） 066
信（伸） 030, 032, 045
倏（儵） 317
倍 299, 300
（倒）→到
倏（倐） 304
候 054, 398
（候）→侯
倚 232
倡 464
（倦）→卷
（倦）→圏
停 441
（偫）→侍
傅 010, 014, 015, 038, 040, 044, 056, 059, 062, 069, 070, 076, 080, 086, 096, 123, 131, 132, 135, 256, 270, 275, 290, 309, 312, 313, 330, 332, 333, 334, 335, 336, 337, 341, 344, 345, 348, 349, 350, 352, 359, 360, 361, 363, 364, 367, 369, 373, 374, 375, 376, 377, 378, 380, 381, 382, 383, 396, 400, 401, 406, 408, 413, 414, 415, 418, 419, 422, 429, 431, 438, 440, 441, 442, 444, 446, 450, 451, 470, 474,

477, 478, 479
(傅) →逋
備 235
傴 251
傷 010, 012, 013, 014, 016, 017, 021, 023, 025, 030, 034, 037, 038, 041, 043, 060, 061, 062, 064, 100, 101, 288, 352, 353, 354, 404, 415, 417, 423
僕 361, 413
魿 (芩) 017
(儵) →倏

■儿部

兄 082
先 027, 033, 040, 105, 112, 116, 124, 191, 205, 219, 244, 249, 265, 266, 274, 282, 288, 366, 380, 382, 383, 418, 431, 450, 479
兌 293
兌 (蛻) 151
兒 045, 048, 051, 054, 359
免 094, 139, 273, 333, 454

■入部

入 006, 024, 026, 030, 037, 097, 100, 104, 124, 137, 138, 186, 191, 231, 247, 268, 276, 290, 291, 300, 308, 355, 356, 357, 375, 437, 439, 456, 461, 463
内 028, 032, 108, 220, 268, 342, 439
内 (納) 245
全 251
兩 056, 058, 066, 208, 343, 430
兪 (逾) 126
兪 (瘉) 122, 191, 356

■八部

八 007, 008, 298, 417
六 194, 227, 247, 277, 284, 300, 357, 373, 390, 400, 479
兵 403, 404
其 002, 004, 011, 018, 034, 035, 036, 041, 044, 045, 049, 056, 062, 063, 064, 069, 085, 087, 088, 097, 101, 102, 107, 112, 113, 115, 117, 122, 126, 128, 134, 185, 196, 197, 198, 199, 202, 204, 206, 208, 215, 217, 224, 229, 232, 245, 249, 250, 253, 254, 256, 257, 267, 267, 268, 269, 273, 280, 283, 289, 290, 291, 293, 295, 296, 300, 302, 303, 304, 314, 315, 335, 343, 347, 350, 351, 352, 357, 359, 360, 364, 369, 381, 398, 405, 412, 421, 422, 424, 431, 432, 436, 438, 439, 445, 449, 450, 470, 471

■冂部

再 057, 116, 246, 247, 470, 474
冒 113

■冖部

冐 (肙) 045, 046
冥 066
冥 (冪) 092, 119, 129, 134, 243
(冪) →冪

■冫部

冬 063, 198, 351
冶 003, 005, 006, 007, 008, 014, 019, 023, 025, 029, 044, 045, 048, 060, 067, 068, 069, 100, 114, 115, 181, 190, 192, 193, 231, 243, 255, 261, 265, 268, 277, 278, 287, 290, 299, 311, 312, 330, 334, 336, 348, 349, 350, 360, 361, 363, 364, 367, 371, 372, 374, 375, 376, 377, 378, 379, 382, 384, 388, 394, 400, 420, 424, 428, 440, 441, 446, 450, 461, 463, 473, 474
凍 453

■几部

凡 025, 190, 294, 299, 354, 394

■凵部

凷 (塊) 105, 106, 107
出 011, 012, 013, 018, 021, 031, 032, 042, 043, 092, 094, 111, 124, 151, 186, 192,

228, 234, 247, 267, 273, 276, 281, 282, 289, 290, 291, 293, 319, 322, 323, 331, 342, 356, 368, 424, 445, 461

■刀部
刀 112, 273, 290, 392, 403
刃 010
分 048, 049, 115, 201, 202, 204, 269, 270
切 320
刌 437
刑 362
刖（斷） 392
初 146, 251, 314
別 464
利 201
到 026, 043, 112, 125, 126, 191, 192, 265, 319, 356
到（倒） 291
（刮）→括
則 031, 297, 356
削 073, 343
前 055, 070, 129, 192, 194, 239, 266, 313, 415, 451
剌（刺） 280
剖 273
⿰酉刂（⿰尊刂） 390
剡 378, 483
剢（劙） 112, 274, 290
割 392
（劇）→豦
⿰尊刂 041
（⿰尊刂）→⿰酉刂

■力部
加 360, 384, 384
加（痂） 359, 364, 378, 382

■勹部
勺（芍） 072
勿 031, 038, 103, 107, 117, 249, 365, 400, 409, 418, 442, 469, 477

■匕部
匕 052, 053, 055
化 051
北 096, 097, 104, 105, 106, 108, 111, 111, 238, 459, 465
北（背） 208

■匸部
匽（寢） 211
匿 465
區 207

■十部
十 007, 092, 115, 125, 126, 129, 207, 227, 277, 308, 417, 465, 479, 484
卅 068, 131, 313
升 115, 181, 189, 201, 209, 244, 255, 278, 298, 308, 318, 324, 375, 394, 430, 437, 440, 469
半 006, 026, 041, 043, 044, 048, 060, 072, 098, 117, 181, 196, 201, 204, 206, 231, 270, 275, 282, 283, 298, 308, 318, 324, 375, 378, 390, 400, 430, 432, 437
卒（淬） 030
卒（晬） 359
南 096, 105, 106
南（男） 375

■卩部
卯 236
印 088
卵 105, 117, 118, 125, 126, 137, 230, 231, 240, 249, 264, 333
卷（拳） 298
卷（倦） 372
卽 003, 006, 018, 019, 021, 031, 042, 043, 044, 069, 090, 093, 097, 098, 102, 112, 113, 120, 123, 124, 125, 128, 146, 146, 199, 206, 228, 233, 235, 245, 246, 253, 254, 256, 270, 273, 296, 298, 314, 315, 321, 330, 331, 341, 355, 356, 357, 358, 382, 384, 395, 402, 403, 410, 413, 414,

416, 418, 419, 436, 439, 450, 451, 456, 457, 459, 460, 461
（卽）→節
厀（膝） 364

■厂部

厚 093, 121, 270, 330, 414
厥（悦） 199
厭 123
厭（壓） 012
厲（蠣） 190, 192

■厶部

去 025, 041, 068, 069, 092, 098, 102, 103, 107, 122, 187, 202, 221, 222, 290, 343, 352, 369, 382, 392, 399, 401, 416, 451, 468, 470, 471, 472, 477
參 002, 196, 209, 308, 354, 354, 354, 378, 432
參（三） 190

■又部

又 367
又（疣） 108, 109
（又）→有
叉 232
及 008, 032, 064, 094, 114, 123, 180, 186, 189, 197, 200, 239, 241, 249, 250, 358, 397
（反）→煩
叔（菽） 074, 085, 189, 287, 314, 321, 348, 363, 372, 441, 473, 475, 478
叕（餟） 239
取 012, 014, 018, 023, 024, 025, 030, 034, 045, 048, 051, 053, 054, 056, 057, 061, 067, 073, 076, 101, 102, 105, 106, 114, 115, 115, 125, 127, 130, 143, 151, 184, 190, 191, 193, 196, 201, 202, 204, 210, 215, 219, 221, 222, 237, 239, 243, 251, 253, 260, 264, 265, 267, 269, 270, 276, 278, 281, 283, 290, 295, 298, 301, 302, 314, 315, 330, 346, 347, 348, 349, 350, 351, 352, 369, 377, 381, 387, 388, 390, 392, 394, 395, 398, 399, 411, 412, 421, 423, 424, 433, 434, 435, 437, 464, 468, 471, 473, 480, 483
叚（煆） 186, 283

【3画】

■口部

口 035, 045, 092, 134, 424
古（嘑） 232
古（虖） 331
可 024, 100, 126, 127, 128, 130, 194, 252, 280, 288, 291, 316, 321, 355, 388, 417, 451, 469
右 053, 473
右（有） 403
吁 238
各 001, 008, 023, 227, 269, 300, 372, 464, 478
合 024, 046, 068, 201, 207, 265, 311, 358, 372, 438, 476
同 060, 096, 224, 440
名 097, 115, 236, 279, 285, 441
后 434
吔（舐） 080
吞 287
吾 103
吾（語） 232
（吾）→莫
告 391
呇（吹） 091, 096
周 053, 283
味 194
（呼）→皷、嘑
咀 455
（咀）→沮
咅（杯） 002, 006, 008, 024, 042, 057, 060, 077, 097, 098, 200, 230, 231, 300, 386, 405, 463
和 025, 034, 042, 048, 135, 202, 244, 265, 275, 312, 330, 334, 341, 348, 349, 350, 372, 383, 384, 396, 435, 441, 443, 446,

477
（和）→河
（知）→智
（咽）→因
唾　052，055，402，403
（唾）→涶
問　097
啓　035，284
翜（歙）　209
啇（商）　302
啻（帝）　402，403
（喙）→豙
（喉）→睺
（嗌）→嗌
善　123，298，343，344，352，367，370，371，378，380，390，436
（嗟）→謎
嘑（呼）　103，238
（嘑）→古
嘗　021，036，065，136，266，313，316，384，399，441，452，463，470，472，475
器　281，352，373
噴　052
（噴）→濆
（噴）→賁
（噤）→釦
（嚼）→爵
（嚮）→鄉
囊　239，341

■囗部

四　032，043，049，119，207，222，231，246，261，289，301，303，304，308，317，341，361，375，465
因　053，052，438
因（咽）　278
困（菌）　255
固　465
囷　338
圂　050
圈　114
圈（倦）　297
圍　204
圜　295，400

■土部

土　045，061，115，295，338，453
（土）→上
在　096，114，134，412，449
地　013，045，077，274，282，294，456
坎　206，207
坐　043，245，283
垢　200，237
垣　054，114，245，247
垸　287
垸（丸）　002，008，062
（埋）→貍
埶（熱）　121
堂　236
（埴）→殖
堅　273，471
堅（腎）　253
堇　190，192，193，194
堛　132
塗　127，128，329，399，454
（塗）→涂
塞　258，259，290，342，423
壐（爾）　403
壯　343
壹　028，191，222，253，415，461
壺　245，246
（塊）→凷
壽（禱）　259
壽（擣）　368，433
壄（攣）　045
（墮）→隋
（壁）→辟
（壓）→厭
（壅）→雍
（壤）→襄

■夊部

夏　192，282，351，400，442

■ **夕部**
夕　069, 070, 209, 264, 432
外　224
多　032, 050, 057, 100, 199, 269
夜　431, 434

■ **大部**
大　003, 007, 048, 050, 068, 072, 073, 082, 105, 107, 132, 204, 214, 218, 251, 265, 267, 272, 274, 277, 287, 294, 295, 298, 300, 314, 340, 369, 370, 391, 433, 433, 471
（太）→泰
天　066, 204, 232, 402
夫　096, 216, 463
夷　023, 378
夷（荑）　349, 363, 374, 378
（夷）→雉
夸　398, 444
夸（瓠）　245
夾　471
（夾）→陝
奉　148
奎　253
奏（腠）　130
（契）→挈
奚　097, 098
奚（雞）　404
（奚）→采
奮　058

■ **女部**
女　013, 060, 105, 111, 145, 146, 215, 216, 229, 232, 252, 260, 281, 337, 397, 403, 458, 463
如　003, 006, 027, 028, 036, 045, 053, 054, 055, 056, 057, 058, 060, 068, 070, 073, 105, 115, 125, 128, 131, 150, 188, 192, 202, 266, 267, 270, 272, 273, 274, 275, 277, 287, 294, 298, 309, 320, 323, 343, 345, 354, 369, 390, 395, 400, 409, 415, 417, 435, 445, 451, 456
始　046, 049, 106, 227, 287, 302, 317, 320
委（捼）　149
婁（屨）　290, 366
婦　465
嬰　045, 048, 051, 054, 244, 359

■ **子部**
子　013, 015, 060, 105, 111, 145, 146, 215, 216, 227, 229, 235, 260, 281, 337, 341, 397, 403, 458, 463
（孔）→空
孰（熟）　004, 018, 025, 057, 058, 094, 095, 113, 131, 202, 204, 209, 221, 269, 272, 292, 298, 314, 327, 332, 350, 360, 364, 375, 384, 410, 431, 450
㝅（縠）　094

■ **宀部**
它　278, 412
安　257, 469
安（按）　011
定　257
室　105, 111, 341, 466
宥（痏）　076
宥（疣）　111
宰（滓）　004, 069, 087, 270
家　466
容　245
宿　094
㝡（䐝）　245
寒　031, 032, 034, 038, 046, 191, 202, 278, 291, 297, 356, 391
（寢）→匾
實　025, 034, 035, 036, 193, 194, 221, 382

■ **寸部**
寸　068, 093, 246, 261, 276, 277, 283, 295, 400
封　021, 045, 081, 087, 090, 093, 101, 180, 309, 329, 339, 340, 351, 368, 371, 455, 456
射　242, 254

將（漿） 278
尉 031
尉（熨） 031, 032, 033, 046, 047, 062, 275, 292, 302, 338, 372, 388, 443, 453, 456
尋 083, 084
尋（燖） 293
（導）→道

■ 小部

小 007, 041, 048, 071, 194, 242, 245, 267, 272, 275, 293, 355, 373, 437, 471
小（少） 057
少 127, 180, 181, 283, 360, 430
少（小） 359

■ 尢部

尤 228, 234
尤（疣） 102, 103, 104, 106, 111
就 398

■ 尸部

尺 073, 077, 204, 206, 243, 255, 282
尻 179, 199, 208
尼（昵） 459
尾 350
居 045, 082, 084, 096, 126, 130, 216, 272, 274, 317, 318, 341, 355, 438, 473
居（据） 435,
居（踞） 289, 296
屈 435
（屈）→詘
屎（屎） 051
（屎）→矢
屋 051, 234
屑 072, 201
屚（漏） 420
（屨）→婁
履 402

■ 山部

山 082, 391, 445
㟏（沸） 395

■ 巛部

州 291
巢 066, 289, 290

■ 工部

左 053, 097, 183, 218, 263, 473
巫 465

■ 己部

己 211
已 026, 028, 032, 046, 049, 050, 053, 056, 058, 062, 064, 069, 070, 074, 093, 096, 098, 101, 107, 110, 111, 113, 116, 120, 122, 123, 125, 126, 128, 136, 188, 192, 203, 205, 207, 208, 211, 214, 218, 228, 232, 233, 234, 235, 237, 246, 247, 248, 258, 271, 273, 275, 279, 298, 300, 307, 310, 313, 315, 316, 319, 329, 342, 344, 347, 351, 353, 356, 364, 381, 384, 389, 394, 397, 399, 401, 416, 434, 436, 438, 439, 441, 442, 444, 450, 451, 456, 462, 470, 474, 475, 477, 479, 481
巳 211, 232

■ 巾部

市 031, 053
布 018, 019, 030, 044, 092, 119, 129, 131, 146, 148, 229, 233, 239, 240, 256, 260, 270, 281, 283, 336, 337, 372, 373, 374, 379, 394, 395, 422, 431, 458, 463, 474
帚 104
（帝）→啻
席 012, 102, 277
帶 132
幕（蕑） 109

■ 干部

干（扞） 232
平 417
年 091, 097, 450
幷 003, 014, 018, 025, 041, 061, 068, 085, 182, 193, 210, 244, 255, 270, 300, 311,

341, 364, 369, 372, 374, 375, 395, 400, 429, 435, 459, 460
幸 391
(幹) →戟
茟→ 拼

■ 幺部
幾 276
䜌 041, 061
䜌（斷） 017,

■ 广部
序 232
庯（痡） 012, 093
庶（蔗） 372
(廉) →瘬
瘨（癲） 114
廱（癰） 241
廡 238
廣 186, 282, 294
磨（蘼） 363

■ 廴部
延 331
廷（梃） 017, 196

■ 廾部
廿 115, 266, 475
弁 021, 332, 333, 374, 376, 377, 384, 433

■ 弋部
弍 350

■ 弓部
弓 242, 402
引 249, 290
引（蚓） 061
弗 035, 121, 274
弡 467
弦 242
弧 253
弱（溺） 071, 090, 108, 189, 201, 211, 219, 220, 220, 276, 292, 359, 373, 375, 440, 481
弱（蒻） 102
張 272
強 035, 050, 227
(弸) →淵

■ 彑部
彘 014, 019, 023, 027, 037, 044, 099, 266, 312, 339, 340, 360, 367, 374, 377, 382, 397, 416, 474

■ 彳部
往 106
後 027, 033, 040, 105, 108, 191, 276
徐 098, 290
徒 282
得 465, 481
從 112, 192, 293, 331
從（縱） 194,
復 003, 027, 047, 055, 070, 091, 116, 131, 188, 190, 205, 211, 214, 275, 329, 364, 366, 395, 401, 438, 451, 470
復（腹） 050, 220, 241
復（覆） 098, 185, 295
微（薇） 363
(微) →秚
徵 055
德 096
徹 467
儥（癩） 224

【4画】
■ 心部
心 083, 084, 291
必 224, 241, 257, 266, 344, 479
急 314
(恣) →次
恒 056, 128, 134, 247, 266, 288
息 051
(悦) →厥
惠 390

惡　341
慶（蟯）　368，369
應　103
（懸）→縣

■戈部
戎　197
成　092，126，128，318，324
（成）→盛
我　391
戒　344
戔（濺）　291
或　134，267
（或）→有
戟（幹）　109
戴　318

■戸部
戸　268，342，464
所　029，046，054，056，064，069，106，113，121，129，134，135，232，259，294，387，388，412，437，467
（房）→旁
扁（遍）　046，121
扁（蝙）　457

■手部
手　046，058，066，123，134，218，277，309，389，422，430，471
承　097
扣　273
（扞）→干
抉　392
抉（缺）　135，
把　017，043，267，277
抒　034，277，314，399
（抒）→予
投　109，465
拼（棄）　210，320
抱　103，224
抵（抵）　402
拔　102
括（刮）　382
（按）→安
指　006，024，026，042，057，072，073，116，134，135，183，191，218，231，241，265，300，343，461，465
挈（契）　131
挐　340
（拳）→卷
挾　236
捉　018，019
捚（理）　451
掔（腕）　405
（据）→居
捼　294
（捼）→委
捽（撮）　072
（掃）→騷
掌　396
揟　053，055
提　236
揚　092
搗（撫）　320
（搗）→搗
搜　123
搞（敲）　395
搗（搗）　068
摹　451
撓　024，026，046，049，201，249，265，375，431，476
撫　431
（撫）→搗
撮　042
（撮）→捽、最
擇　043，352
擇（釋）　365
操　223，228，233，234，433
操（搔）　422，
（操）→澡
（搔）→蚤、操
（摡）→暨
（撞）→穜
擕（攜）　323

擣　152
(擣) →[illegible]
(擊) →毄
攣　046, 251
(攣) →[illegible]

■ 支部

支　121,
支 (枝)　017, 253
支 (肢)　049,
攱 (芰)　373, 375, 432

■ 攴部

攺　225, 228, 233
故　012, 028, 035, 125, 199, 343, 345, 361, 409, 417, 435
教　390
敝　102, 104, 278, 336, 466
敢　084, 391
敦 (醇)　043
敦 (淳)　459
敬　258
數　027, 036, 038, 050, 055, 087, 131, 150, 188, 266, 275, 282, 316, 332, 415, 450
(數) →簍

■ 斗部

斗　003, 030, 041, 043, 048, 092, 094, 115, 117, 182, 196, 201, 204, 209, 221, 222, 269, 272, 276, 279, 283, 289, 301, 306, 314, 315, 318, 320, 324, 354, 369, 375, 390, 399, 410, 432, 440, 484

■ 斤部

斧　233
斬　004, 053, 226, 233, 425
新　092, 131, 239, 357
斷　135, 295
(斷) →刖、㡭

■ 方部

方　023, 048, 064, 066, 106, 115, 134, 186, 201, 206, 219, 243, 251, 272, 274, 276, 278, 281, 282, 305, 329, 381, 384, 398, 430, 468
方 (肪)　016,
方 (防)　287,
於　054, 121, 127, 128, 189, 245, 246, 412
施　121, 127
(施) →鉇
旁　043, 109, 134, 195, 249, 268, 272, 293
旁 (房)　240
族　224

■ 日部

日　002, 032, 042, 049, 063, 104, 105, 106, 108, 109, 110, 111, 113, 124, 125, 131, 191, 192, 194, 216, 218, 227, 228, 231, 232, 234, 236, 247, 266, 271, 278, 281, 284, 300, 304, 312, 313, 317, 318, 332, 341, 342, 351, 373, 393, 414, 415, 417, 434, 437, 438, 441, 442, 445, 461, 475, 479
旦　123, 124, 205, 242, 264, 265, 352, 396, 418, 461
旬　247
明　226, 391, 414
昜　064, 250
星　053, 066, 247, 342
是　103, 220, 445
(昵) →尼
時　027, 028, 032, 033, 035, 040, 045, 105, 122, 124, 125, 192, 222, 234, 247, 266, 274, 284, 293, 356, 358, 359, 408, 409, 411, 419, 451
(晉) →溍
晦　104, 105, 106, 108, 111, 253
晨　211
景　204
(晬) →卒
智 (知)　222, 238, 287
暴 (曝)　029, 192, 197, 480
曁 (摡)　131

■ **日部**

日　013, 052, 066, 097, 098, 103, 104, 106, 106, 108, 109, 111, 184, 223, 227, 232, 234, 235, 236, 238, 254, 279, 285, 331, 391, 402, 403, 412, 449, 465
更　031, 047, 054, 087, 094, 193, 203, 236, 270, 474, 481
曾　115
最（撮）　006, 024, 026, 057, 147, 191, 231, 265, 300, 433, 461
會　296

■ **月部**

月　104, 105, 106, 108, 111, 125, 227, 247, 260, 342, 391
有　026, 029, 042, 054, 104, 126, 146, 184, 206, 224, 235, 267, 273, 280, 281, 282, 288, 289, 293, 388, 391, 398, 476,
有（或）　477
有（又）　091, 109, 116, 188, 197, 202, 220, 249, 266, 269, 275, 344, 395, 414, 439,
（有）→右
服　124, 266, 313, 358, 419
服（茯）　433
（服）→伏
朐　003, 293
朔　109
望　110
朝　356, 393, 408
期　332

■ **木部**

木　073, 216, 246, 355, 410
未　123, 251, 289, 308, 312, 315, 393, 408, 418, 463
末　008, 057, 102, 267, 270, 273, 367, 471
（朮）→秫、茉、柿
本　063, 073, 076, 109, 198, 267, 287, 351, 387, 434, 448, 471
朱（茱）　207, 299
朴　363
（朴）→柎
李　034, 035, 214, 369
杏　021
材　343
屎（矢）　048
杙　246, 247
杜（牡）　420
杞　073
朿　182, 204
杯　265
（杯）→音、栢、棓
東　066, 211, 224, 226, 228, 234, 236, 245, 253, 448, 460, 464
杵　223, 224
析　221
柃（苓）　068
枚　433
果（顆）　048, 277, 308, 321, 369, 375
枝　448
（枝）→枳
枯　394
枲　037, 237
枳（枝）　464
柍　148
柎　471
柎（朴）　330
柏　152, 223, 224, 235
某　097, 184, 232, 234, 235, 238, 391, 404
柞　392
柳　294, 295
柿（朮）　025, 029
柹（椒）　372
根　017, 025, 109, 145, 411, 437, 483
桂　001, 067, 255, 261, 277, 287, 299, 317, 323, 372, 394, 429, 463
（柴）→茈
桃　253, 439, 464
桐　370, 387
桑　385, 395, 424
（核）→覈、榫、霳
栢（杯）　026, 052, 054, 072, 147, 304
桯（梃）　392
桼（漆）　402, 404

梃　017
（梃）→廷、桯
梓　328
棄　049，054
棓（杯）　184，185，264，461
棗　145，201，207，272，274，289
棠　219
椁（鞹）　425
棱　246
椎　225，228，246
椒　001，207，299，317，323
（椒）→枺、焦
椑（核）　214
榆　429
極　123，288
榮　051，261
（榝）→殺
槍（槍）　392
槐　448
樂（藥）　254，299，313，436
（橢）→隋
槫　144
樹（茱）　303
橐　060
櫃　317
（櫱）→蘖
櫜　221
欒　281

■ 欠部

次　118，
次（恣）　004，027，033，040，124，188，191
欲　070，124，304，418，419
（飲）→㱃
欮（蹶）　199，229，298
欮（厥）　204
（歊）→搞
㱃（飲）　002，009，024，026，027，034，035，036，042，043，058，060，071，072，075，087，090，095，098，100，114，116，123，124，147，148，149，185，187，191，198，200，203，205，210，212，213，214，215，216，217，220，230，231，244，251，254，264，265，266，278，279，300，304，311，315，316，324，366，405，432，439，458，461，463，481，
歐（驅）　038
歜（歜）　093，099
（歜）→歠
歕　404
歕（噴）　184，402

■ 止部

止　011，024，032，055，096，121，123，131，136，190，203，221，248，281，304，322，356，414，416，432
此　050，126，131，188，202，275，351，390，395，481
𡳿（腦）　454
步　097，106，223，227，238，386，464
𡴞（腦）　274
歲　126，129，193，215，381
歲（滅）　283，

■ 歹部

死　239，268，286，379，421
𣧕　323
殖（埴）　045

■ 殳部

段（鍛）　114，228，468
殹（也）　056，100，122，126，188，356，357，466
殺　091，290
殺（榝）　109，
殽　067，360，377
毄（擊）　228
毀　002，117，227，412

■ 毋部

毋　012，014，023，025，027，028，032，033，035，036，040，041，049，055，064，065，084，122，123，124，125，130，134，136，192，205，209，222，224，264，266，278，

296, 316, 317, 331, 342, 344, 357, 358, 384, 396, 409, 422, 432, 441, 463, 465, 470, 472, 481
母 084, 096, 223, 227, 228, 235, 253, 465
毎 360, 461, 466
(毎) →誨
毒 071, 076, 190, 192, 193

■ 比部

比 259, 466
毚(纔) 202, 332, 395, 437

■ 毛部

毛 008, 062, 265, 329, 333

■ 氏部

民 402

■ 气部

氣 038, 092, 292, 320, 347

■ 水部

水 034, 048, 049, 050, 054, 058, 071, 077, 092, 094, 104, 182, 184, 196, 201, 209, 220, 221, 291, 298, 313, 341, 354, 367, 378, 380, 383, 395, 421, 430, 442, 466
汁 004, 018, 034, 036, 037, 044, 063, 074, 087, 094, 095, 099, 100, 190, 196, 198, 199, 202, 204, 215, 217, 221, 229, 249, 269, 279, 289, 301, 315, 327, 330, 332, 334, 337, 345, 354, 383, 385, 395, 422, 424, 432, 448, 473, 475
求 465
氿 204, 301, 439, 448
(氿) →乃
汔 369
汗 032, 043, 319
汲 052, 057, 097, 114, 182, 184
沃 038, 064, 087, 095, 142, 198, 207, 221, 321, 349
沐 437, 459
沙 130, 352
粂(漿) 055
沮(咀) 351
河(和) 128
沸 034, 069, 187, 200, 277, 432, 438, 469
(沸) →鬻
治 027, 028, 030, 037, 117, 125, 135, 148, 149, 221, 251, 294, 348, 354, 358, 409, 476
泄 296
泔 192, 308, 387
(泔) →甘
泥 093, 101, 329, 352
注 038, 057
泰(太) 250
洎 015, 094, 221, 398, 437
洒 022, 054, 063, 131, 206, 301, 307, 313, 327, 363, 364, 367, 378, 380, 401, 413, 414, 415, 416, 431, 436, 450, 473, 475, 477, 479
(洒) →淒
洙 028
洿(漿) 057
浞 020
浚 034, 190, 196, 202, 204, 221, 321, 332
浴 049, 145, 146, 339, 438, 459
浸 285, 449
涂(塗) 093, 120, 133, 197, 286, 362, 364, 385, 402, 404, 434
消 380
(消) →稍、銷
涶(唾) 082, 331, 392, 393
涿(瘃) 450, 451, 456
淒(洒) 069, 070
淯(醋) 383
淪 219
淬 275
(淬) →卒
深 206, 282, 294
淳 005, 141, 204, 287, 315, 318, 320, 432
(淳) →敦
淵 110
淸 133, 221, 226, 284

渾　052
湔（煎）　312，474
湮　052，057，097，114，130，182，184
湯　022，142，339，340，355，356，357，360，401，413，414，431，439，459
溍（晉）　069
溫　006，008，022，024，042，043，191，202，212，213，260，265，270，313，321，324，328，355，360，366，437，439
溳　320
溺　352
（溺）→弱
滑　282，355
滓　202
（滓）→宰
湇（湆）　269
滿　378
（漆）→桼、膝
漬　005，037，041，127，200，229，260，264，279，287，302，337，339，359，373，434，442，444，450，463
（湆）→湇
漰（弸）　041
（潃）→脩
漿　221，278，279，396
（漿）→將、粂、浝
潘　450
潰（沸）　043，044，190
（漏）→扇
潰　276，304，354，382，431，473，478
（澈）→蚩
潼（童）　375
澡　214
澡（操）　057
澤　110，195
澤（釋）　308，
澤（釋）　387
潰（噴）　223，465
濕　045，113
濡　049，080，268，378
濡（胹）　396
濯　360
（濺）→戔
濾（穛）　041
瀉　403
灌　035，115，116，286，431

■火部

火　093，128，187，190，208，284，329，356
灰　008，057，100，206，332，335，345，350，364，381，450，451，459，468
（灸）→久
炊　036，085，094，190，257，269，355，356，398，410，438，460，469
炊（吹）　290，
炙　071，122，123，144，179，208，231，260，309，312，328，361，363，364，366，368，372，376，380，399，436，438
炭　005，283，395
炮　286
炻　391
烏　016，017，067，071，287，308，369，372，375，376，388，435，460
烝（蒸）　046，047，085，215，239，338，453，456，459
焉　052
（烹）→亨
焠　187
無　357
無（蕪）　349
焦　025，
焦（椒）　149，303，446
然　051，276，293，413
煎　016，018，037，044，048，330，400
（煎）→湔
熘　005，006，395
（煆）→叚
煮　034，036，063，068，073，075，077，099，100，128，133，186，190，196，201，202，204，209，210，212，213，216，217，220，276，289，292，301，318，324，327，332，354，369，375，387，421，432，439，440，448，469
（煮）→者

煙　283, 296, 297
煩（反）　245
熏　087, 277, 281, 283, 286, 297, 347, 421
熬　061, 243, 314, 332, 339, 340, 363, 432, 441
（熬）→爊、鏖
熻　449
（熟）→孰
熱　031, 050, 102, 199, 267, 297, 317, 331, 339, 340, 349, 356, 376, 439
（熱）→埶
（熨）→尉
燋　461
（燖）→尋
燒　206, 284
燔　008, 011, 012, 023, 051, 090, 093, 100, 102, 132, 147, 149, 186, 207, 208, 251, 261, 265, 268, 275, 281, 283, 294, 295, 298, 335, 336, 350, 363, 364, 371, 372, 377, 379, 381, 420, 421, 424, 446, 450, 456, 457, 458, 459, 473
（燔）→頪
燥　029, 120, 129
爛　312
（爛）→闌
爊（熬）　025, 030, 031

■ 爪部
（爪）→蚤
爲　031, 035, 037, 039, 047, 052, 053, 084, 092, 096, 103, 196, 199, 203, 204, 208, 228, 242, 246, 247, 248, 253, 256, 258, 259, 269, 277, 278, 279, 288, 289, 294, 332, 402, 403, 433, 439, 459, 464, 466, 476
爵（嚼）　330

■ 父部
父　082, 084, 096, 227, 235, 465

■ 爿部
牀　382

■ 牙部
牙　411

■ 牛部
牛　067, 080, 210, 254, 276, 364, 394, 400, 445
牝　276, 281, 282, 476
牡　190, 267, 272, 274, 292, 363, 371, 382, 398, 476
牢　302
物　025, 190, 265, 294, 299, 303, 314, 354, 394
犂（藜）　435

■ 犬部
犬　041, 056, 057, 059, 060, 061, 062, 064, 112, 113, 114, 329, 348, 441
狀　267, 276, 294, 320
狂　056, 057, 059, 060
狐　232, 238
狗　290
狼　411
猪　381
猶　126
獨　017, 037, 224, 227, 255
獸　265

【5画】
■ 玉王部
王　066, 404
（理）→狸
環（卻）　368
（環）→還

■ 瓜部
瓜　343
瓠　245, 374
（瓠）→夸
瓣　343, 374

■ 瓦部
瓦　005, 092, 127, 373, 460

甌 018
甑 314
甗 094, 095, 242

■甘部

甘 001, 017, 023, 044, 117, 202, 303
甘（泔） 351
甚 035, 122, 189, 323, 357

■生部

産 045, 071, 082, 085, 089, 096, 135, 227, 228, 345, 357, 380, 415, 417, 454

■用部

用 125, 126, 193, 222, 353, 441, 478, 482
甬（筩） 255

■田部

甲 369, 404
男 013, 015, 105, 111, 146, 252, 341, 403
（男）→南
甸（靁） 066
畫 013
異 194
當 227, 303
畺（薑） 001, 299, 303, 394

■疒部

疕 402, 416, 441, 442, 443, 444, 445, 446
疣 468, 471, 472
（疣）→又、宥、尤
疥 438
痃 143, 144
疽 312, 314
（疽）→睢
疾 034, 112, 114, 190, 232, 267, 350, 391, 469
疾（蒺） 081,
痂 380, 381
（痂）→加
病 027, 028, 034, 035, 048, 058, 067, 085, 098, 125, 134, 136, 145, 147, 148, 187, 191, 192, 203, 208, 238, 266, 279, 299, 315, 316, 356, 358, 391, 409, 412, 459, 460, 461
痏 011, 021, 087, 249, 347, 377, 421, 422, 423
（痏）→宥、痏
痔 267, 270, 272, 274, 276, 278, 281, 282, 286, 293, 296
（痔）→肨
痒 320
痙 030, 045
（痙）→脛、頸
痛 004, 012, 023, 025, 026, 027, 037, 051, 064, 189, 274, 293, 310, 317, 334, 366, 473
（瘃）→涿
瘁（瘥） 189, 201, 204, 206, 208, 212, 213, 214, 215, 216, 227
瘧（虐） 130
瘛 051, 054
瘍 473, 475, 476, 478, 479
（瘙）→騷
瘢 334
（瘢）→般
瘺（廉） 274
瘳 064, 241, 250, 357, 358, 416, 417, 451
癃（癰） 022, 024, 037, 039, 301, 354, 357, 357, 386, 387, 388, 389, 390, 391, 398, 399, 400, 473, 478
（癇）→閒
（癒）→兪
（癢）→養
瘻 051, 239
（癰）→癃、癃
（癩）→債
（癲）→瘨、顛
癟 186

■癶部

發 112, 128, 134, 251, 314, 317, 320, 323, 387, 395

■白部

白　008, 081, 112, 115, 130, 243, 258, 282, 285, 293, 299, 303, 311, 318, 394, 429, 437, 471

百　007, 008, 042, 342, 391, 442

皆　004, 015, 016, 024, 050, 115, 130, 217, 235, 251, 252, 268, 287, 318, 350, 351, 354, 363, 367, 389

皐　391

■皮部

皮　025, 068, 100, 139, 249, 370, 429, 483

皷（呼）　184

■皿部

盂　095

盈　026, 197, 201, 206, 255, 414

益　024, 189, 287

益（嗌）　311,

盇　294, 295, 296

盛　041, 052, 092, 255, 373

盛（成）　341

盡　049, 055, 062, 093, 187, 202, 203, 235, 245, 247, 315, 398, 399, 400, 442, 450, 451, 461, 462, 469

盩（盭）　267

盜（醯）　339

盧　068, 279

盧（蘆）　372, 384, 388, 434, 435, 440, 443

■目部

目　051, 445

直　045, 046, 391

直（置）　022, 224, 460

直（脜）　290, 293, 296, 297

相　016, 044, 056, 066, 227, 274, 437

眞　117

瞯　051

瞀（覺）　481

■矢部

矢　242, 254, 402, 478

矢（屎）　010, 061, 112, 113, 221, 339, 340, 359, 371, 402, 404, 421

（矢）→屎

矣　056, 291, 356, 358, 401, 418, 451, 472

■石部

石　022, 056, 192, 213, 214, 228, 275, 298, 352

砈（砭）　249

破　230

磔　053

（磨）→靡、麻

礜　040, 060, 369, 372, 435, 443

■示部

祝　013, 052, 066, 104, 111, 234, 403, 449, 465

神　232, 331, 449

祠　268

禁　033, 036, 040, 065, 136, 192, 222, 266, 316, 358, 384, 409, 451, 470, 472

（齋）→齊

禮（體）　323

■禺部

禹　097, 106, 223, 227, 236, 238, 386, 423, 464

禺（遇）　076

■禾部

禾　103, 114

私　342

秋　017, 347

秫　332

秫（朮）　085

𥝲（秀）　194

稈　242

稍　046, 062, 095, 128, 254, 399

稍（消）　022

種　181, 196, 201

種（腫）　388

𥞥（微）　128

穀　383
（穀）→穀
稷　217
稾（藁）　206
穜（撞）　224, 243, 220
穜（腫）　221, 222, 302, 388, 389, 398, 399
穨（癩）　223（195）224, 228, 234, 235, 236, 237, 238, 239, 241, 245, 248, 249, 251, 253, 258, 263
穨（殰）　223

■ 穴部

空　268,
空（孔）　038, 245, 246, 267, 268, 269, 270, 281, 293, 296, 297, 414, 429, 476, 478
穿　077, 134, 223, 245, 249, 282, 290, 294, 295, 456
突　341, 373
窓（窗）　224, 342
竅（㓷）　246
竅　272, 274, 276, 277, 282, 283, 284
竈　057, 115, 331, 423, 444, 449, 460

■ 立部

立　236
童　071, 373
（童）→潼
竭　013

【6画】

■ 竹部

竹　255, 347
符　459
等　008, 024, 061, 067, 227, 265, 287, 363, 364, 367, 394
筋　045, 046, 304
筑（築）　090
筭　464
筩　226, 255
（筩）→甬
筮（噬）　061, 480
筴　181
箕　381, 466
節　026, 191, 231, 244, 284, 387
節（即）　035, 070, 436
箠（彗）　053
築　234, 235
（築）→筑
簍（數）　231
簧　261
篋（蘆）　420
籥　290

■ 米部

米　092, 209, 269, 272, 298, 330, 332, 334, 375, 410
（籴）→餘
粁（糜）　400
（粥）→鬻
粱　092
粲（餐）　074
精　007, 099
（糜）→糜
糒　349
（糬）→澤
糝（糝）　318
糱（糵）　330, 334

■ 糸部

約　218, 370, 374, 379
索　004, 045
（索）→膝
（納）→内
（紝）→衽
細　320, 390, 394, 396
終　405
結　471
絶　032, 038, 267
絜　272, 471
絮　037
緇（續）　218
編　465
縕　018
縣（懸）　120, 129, 259, 291

(縱) →從
繪 029
織 (膱) 381, 476
繩 102, 273, 471
繇 051
纂 286
續 017
纍 361
纗 194
(纔) →毚

■ 缶部
(缺) →抉
甂 127, 128, 129
罋 061, 077, 092, 119, 277

■ 网部
置 049, 103, 105, 107, 128, 277, 281, 284, 289, 294, 295, 298, 314, 341, 352, 355, 373, 437
(置) →直
(署) →者
罷 311

■ 羊部
羊 010, 100, 329, 359, 459
美 061, 127, 189, 197, 206, 264, 269, 308, 366, 429, 484
羖 359, 376
羭 269
羹 220, 216, 307

■ 羽部
羽 054, 42, 286, 350, 386, 413, 424
翟 304

■ 老部
者 006, 007, 011, 012, 013, 016, 017, 018, 019, 021, 026, 030, 034, 035, 041, 042, 043, 045, 048, 050, 051, 052, 054, 056, 057, 058, 059, 061, 064, 066, 071, 076, 085, 103, 104, 105, 107, 113, 114, 118, 127, 130, 132, 134, 145, 147, 148, 149, 151, 152, 186, 187, 194, 201, 208, 219, 221, 223, 224, 226, 228, 234, 236, 237, 238, 239, 241, 245, 251, 253, 257, 265, 267, 269, 272, 273, 274, 276, 277, 279, 281, 282, 286, 289, 290, 291, 293, 296, 304, 305, 311, 312, 314, 329, 330, 331, 339, 340, 341, 343, 345, 354, 357, 387, 388, 389, 391, 397, 398, 399, 400, 426, 433, 438, 441, 456, 457, 459, 460, 461, 463, 465, 468, 471, 473, 474, 476, 477, 478
者 (煮) 043, 182, 303, 347, 350
(耆) →旨、蓍
翥 (煮) 473

■ 而部
而 005, 008, 023, 024, 030, 034, 041, 045, 046, 050, 051, 054, 055, 061, 062, 064, 066, 068, 069, 071, 077, 082, 082, 082, 083, 084, 092, 093, 094, 112, 113, 115, 116, 121, 122, 123, 124, 127, 128, 131, 132, 135, 151, 181, 187, 196, 197, 198, 199, 200, 203, 205, 207, 209, 210, 212, 213, 215, 217, 220, 228, 235, 237, 239, 242, 246, 247, 248, 250, 251, 255, 256, 267, 268, 271, 272, 273, 276, 278, 279, 280, 281, 284, 287, 289, 290, 291, 294, 295, 296, 297, 298, 303, 309, 312, 320, 321, 322, 330, 332, 341, 343, 344, 347, 351, 356, 357, 357, 358, 361, 364, 366, 368, 370, 371, 372, 378, 379, 380, 382, 383, 384, 390, 392, 399, 401, 412, 413, 414, 416, 417, 429, 431, 434, 437, 438, 441, 443, 445, 456, 459, 461, 463, 464, 466, 470, 473, 474, 475, 478

■ 耳部
職 (膱) 021, 377
聽 232

■肉月部

肉　027, 095, 099, 100, 121, 229, 265, 266, 267, 284, 299, 357, 364, 392, 397, 415, 416, 417, 426

肘　206

股　085, 241

(肪) →方

肥　269, 283, 378, 426

肚　067

肸（詰） 331

胃（謂） 220, 445

胕（腐） 381

胡　103, 223, 235

(背) →北

胻　085, 263, 348, 352, 354, 379

(胹) →濡

能　030, 032, 035, 121, 274, 296, 404

脂　069, 361, 364, 366, 372, 376, 394, 400, 430, 433, 435, 436

脅（脇） 051

脈　265

脊　050

脛（痙） 043

脩（滫） 269, 360, 383

脬　189, 201, 290

脪（痔） 292

脴（痞） 053

(腦) →㞢、𠚐

(膧) →直

腎　245, 299

(腎) →堅

腏　268

(脽) →隋

(腕) →掔

腹　291

(腹) →復

(腫) →種、穜

(腠) →奏

腜（喉） 412

膏　001, 014, 016, 019, 021, 037, 038, 044, 048, 132, 214, 220, 249, 268, 289, 291, 312, 349, 350, 360, 363, 366, 367, 374, 377, 378, 379, 380, 381, 382, 420, 437, 440, 443, 446, 474, 477

(膊) →薄

膆（索） 443

膚　345, 476

膠　128, 133, 186, 196, 209, 330

(膝) →厀

膫（爒） 348

(膳) →饍、䱇

(臘) →宧

膱　268

(臘) →織、職、識

(臍) →齊

臘　246

膾　254, 274, 348, 441

體（體） 399, 465

■臣部

臥　064, 238, 324, 481

臧（藏） 029, 193, 399

■自部

自　004, 032, 124, 188, 284, 286, 350, 356, 358, 387, 421

臭　463

■至部

至　024, 192, 194, 231, 206

■臼部

臼　073, 223

臾（萸） 207, 299, 303

舂　437

(舂) →舂

與　019, 023, 041, 060, 061, 117, 130, 132, 151, 220, 227, 235, 245, 274, 331

興　449

舉　031, 038, 297

舂（舂） 073, 270, 433

舊（擣） 478

■ 舌部

舌　151

(舐) →咃

■ 舟部

般（瘢）　014, 015, 289, 341, 343, 345

般（久）　433

■ 艮部

良　126, 478

良（蜋）　368, 369

■ 草部

艾　237, 294, 295

芍　299, 300, 303

(芍) →勺

芥　222

芩　318

(芩) →紟、栙、黔

芫　435

(芰) →枝

芻　208

若　029, 053, 071, 074, 076, 099, 102, 103, 109, 110, 130, 197, 208, 213, 214, 224, 233, 238, 273, 329, 366, 391, 392, 402, 404, 412, 456, 461, 465, 467

苦　074, 194, 285, 352, 374, 392

茾（朮）　354

苺　480, 482

苽（菰）　279

(茯) →服

茅　259

(茱) →朱

茈（柴）　390

(菌) →困

茝　394

茲　091

茹　279, 434

荅　003

荊　212, 279, 381, 457

草　001, 008, 017, 023, 044, 303

(荑) →夷

莟（耆）　303

莖　063, 109, 194, 278, 280, 377, 480

莁　363, 374, 378

莢　207, 222

(菽) →叔

茜　207

莫　059,

莫（吾）　060,

莫（暮）　205, 242, 266

(菜) →采

菅　286

菌　394

菹　278, 279

菫　090, 351

(菫) →覲

華　180, 435

(菱) →陵、蔆

菽　270

萩　279

(萷) →揃

葉　193, 194, 270, 280, 328, 351, 439, 448

葛　242

葦（韋）　392

萮（蓟）　088

葮（鍛）　228

葵　109, 181, 196, 198, 199, 201, 220, 377, 424, 428, 442

(萸) →臾

葷　028

(葶) →亭

蒲　012, 102

蒿　081, 219, 276, 279

蓂　181

蓂（冪）　256

蓋　129, 253, 283, 296, 370, 373, 460

(蒻) →弱

蓍（耆）　299

(蒸) →烝

蓐　084

(蒺) →疾

蔆（菱）　373, 375

蔡　051, 120, 352

（蔗）→庶
蒽　178, 456
蔽　031, 121
蕈　294, 295
（藏）→臧
蕪　076, 287
（蕪）→無
（薇）→微
薄　206, 414
薄（膊）　053,
蔹（蘞）　299
薤　043, 078
（薤）→韰
薪　051, 208, 410, 424, 457
薪（辛）　023, 394
（薑）→畺、薑
薫　278, 284
（藁）→稾
蓉（鉛）　270
薺　025, 076
薺（齏）　021
藉　102
（藜）→犂、黎
蔡（蔽）　038
蓟（蘞）　318
藥　024, 026, 027, 028, 040, 050, 060, 069, 072, 122, 123, 124, 126, 127, 128, 129, 203, 205, 254, 266, 278, 300, 303, 308, 309, 313, 358, 396, 396, 401, 414, 415, 416, 418, 419, 419, 451, 461, 462, 479
（藥）→樂
藁　450,
薑（薑）　277
（藙）→豙
蘞　303, 311
（蘆）→盧、簏
（藿）→霍
蘭　087, 140, 143
（蘭）→闌
（蘼）→磨
（蘼）→麋
蘗　301

■虎部

虎　392
虚（處）　131
處　061, 107, 115, 134, 232, 256, 302, 470
（虜）→古

■虫部

虫　021, 251, 449
蛍（澈）　432
蚖　087
（蚓）→引
蚤　131,
蚤（搔）　241
蚤（爪）　392
（蚯）→丘
蛇　151, 380, 382, 385, 460
蚕　091
蛫　086
蛭　085
（蜋）→良
蜕　251
（蜕）→兌
（蜂）→丰、螽、逢
蜀　084, 149, 303, 372
蜴　362
（蜜）→鼏
（蟯）→慶
蝕　412
（蝙）→扁
（蝠）→輻
（螾）→貳
蟯　282
蟲　028, 134, 135, 274, 289, 293, 368, 412, 423
蠃　210, 267
蠅　054
（蠣）→厲
蠢　097, 098, 253, 466
蠭（蜂）　384
蠱　457, 459, 460, 463
蠶　231, 243
蠸　137

蠠（蜜） 202

■ 血部
血 011, 012, 013, 053, 054, 130, 130, 212, 273, 276, 281, 282, 292, 317, 362, 363, 367
衆 050

■ 行部
行 239, 445, 466
衍 014
（衕）→亘
衝 235
衡 394

■ 衣部
衣 032, 043, 218, 242, 243, 296, 321, 324, 335
衷 026, 189, 222
衺 282
被 296
袵（紝） 218
（裁）→截
裝 403
裹 028, 030, 031, 144, 193, 237, 239, 240, 270, 286, 309, 338, 374, 418, 436, 474
褐 336
襄 223
襄（壤） 404
襦 200

■ 襾西部
西 066, 234
（覆）→復
覈（核） 272, 274, 349, 412

【7画】
■ 見部
見 032, 342
覲（堇） 424
（覺）→𦥯

■ 角部
角 090, 272
觕 221
解 004, 350, 481

■ 言部
言 106, 109, 331
詐 149
詘（屈） 030, 032, 331
試 021, 036, 065, 136, 266, 313, 316, 384, 399, 441, 452, 470, 472, 475
（詰）→肸
誨（毎） 265
（語）→吾
誁 321
諸 037, 314
（謂）→胃
謎（嗟） 091
識（職） 379

■ 谷部
谷 082

■ 豆部
豆 068

■ 豕部
豕 402, 440, 443
豚 089, 258
豙 325
豙（喙） 016, 017, 067, 071, 089, 287, 308, 369, 372, 375, 376, 388, 435
豙（藙） 207
豙（乇） 083
豦（劇） 052
豦（遽） 425
豬 048, 350, 420, 426, 437, 466, 476
豶 349, 378

■ 豸部
豹 366
貍 100

貍（埋） 277

■ 貝部
財 024, 034, 044, 064, 078, 135, 251, 384
貳（蟘） 424, 429
貫 083
賁（噴） 082, 096, 223, 224, 232
贛（韇） 197

■ 赤部
赤 003, 071, 131, 194, 362, 460, 477

■ 走部
起 124, 188, 235, 302, 312
趄 226
越 065

■ 足部
足 028, 041, 043, 044, 046, 127, 183, 226, 243, 244, 252, 319, 332, 355, 369, 456
足（捉） 044, 330
（踞）→居
踐 355, 456

■ 身部
身 030, 049, 050, 127, 257, 366, 391, 398, 399, 405, 441, 445

■ 車部
車 425, 435, 466
軏 049, 246, 351, 441, 451, 477
輻（蝠） 457
輿 466

■ 辛部
辛 232, 236, 293
（辛）→薪
辟（壁） 108

■ 辵辶部
近 028
逆 094
逋（傅） 477
逢（蜂） 240
逢（蓬） 301
過 032, 205, 316
（遍）→扁
道 046, 049, 058, 106, 109, 224, 256, 282
道（導） 282
（遇）→禺
（逾）→兪
遠 449
逭 180
適 031, 033, 191, 202, 317, 355, 356, 360
（遽）→豦
還（環） 101

■ 邑部
邪 457
鄉（嚮） 066, 097, 151, 211, 224, 226, 228, 234, 236, 238, 245, 253, 276, 393, 448, 459, 460

■ 酉部
酉（酒） 217
酒 002, 005, 006, 008, 024, 026, 030, 042, 043, 064, 073, 087, 100, 123, 141, 147, 149, 186, 187, 200, 204, 206, 210, 213, 231, 251, 265, 287, 300, 304, 315, 318, 320, 321, 340, 352, 360, 363, 366, 386, 432, 434, 439, 461
截 369, 371, 390, 437
截（裁） 013
酸 145, 221, 280
醇 026, 030, 186, 249, 315
（醇）→敦
醉 252
（醋）→浯
醫 390
醬 270, 286
醯 061, 127, 189, 191, 217, 230, 244, 264, 275, 302, 308, 360, 368, 400

■ 釆部

釆　246，483

釆（菜）　028，

釆（奚）　466，

（釋）→澤

■ 里部

野　099，265

量　261

【8画】

■ 金部

金　016，023，025，367，395，469

釦（噤）　045

鉇（施）　016

鉛　144

銀　341，367，383，396，430

銚　395

骨　184

銷（消）　312

（鋊）→蓉

鋌　282

鋪（黼）　460

（鍛）→段

鍑　469

鐐（鋊）　367

鐵　075，228，468

■ 長部

長　017，068，073，204，243

镺（髮）　008，011

镽（漆）　405

■ 門部

門　053，464

閉　342

閒　058，

閒（癇）　048，050，145

闌（爛）　237，329，330

闌（蘭）　437

■ 阜部

阮　283，285

陀（他）　095

（防）→方

陜（夾）　043

除　110

（除）→餘

陰　042，120，129，193，240，250，254

陳　018，181，206，208，215，220，245，348，
　377，428

陵　391，

陵（菱）　432，441

陽　090，216，220，250

隋（脽）　179，180，197，249，256

隋（橢）　275

隋（墮）　350

隧　207

隱　216

■ 隶部

隸　199

■ 隹部

雄　094，360，421，430，431，460

雉　350

雉（夷）　394

雌　286

雍（壅）　295

雎（疽）　299，301，302，303，307，308，311，
　317，320，323

雚（鸛）　219

雖　122，126，266，315，364，439

雞　008，094，105，112，113，130，148，286，
　333，421，460

（雞）→奚

難　045

■ 雨部

零（苓）　433

霍（藿）　215

靁　234

露　446

䨪（核） 021
靁 478
靁（雷） 048
（靁）→甸

■ 青部
青 051, 092, 096, 115, 116, 276, 279
■ 非部
非 232
靡 070, 106, 436
靡（磨） 056, 106, 107, 108, 109, 111, 150, 208, 243, 246, 309, 320, 343, 345, 354, 367, 396, 402, 413, 430, 436

【9画】
■ 面部
面 397, 477
皰 477

■ 革部
（鞹）→椁

■ 韋部
韋 193, 213
（韋）→葦

■ 韭部
韭 270
韲（齏） 086, 087, 140, 216, 220
韰（薤） 210, 455
韲（齏） 434, 442
（齏）→薺、韲、韲

■ 頁部
頃 026, 272, 456
項 112
順 257
須 039, 248, 257, 300
須（鬚） 182
領 288
頤 400
頭 031, 046, 049, 112, 200, 268, 372, 430
頬 473, 474
頸 050, 200
頸（痙） 034, 041, 042
（顆）→果
𩓁（燔） 010
顛 088, 112, 235, 237
顛（癲） 112
類 192, 276, 293, 330, 397
顧 103, 107

■ 風部
風 030, 032, 037, 249, 287

■ 食部
食 004, 027, 033, 040, 057, 094, 096, 099, 113, 116, 122, 123, 124, 191, 205, 209, 214, 229, 243, 244, 264, 265, 266, 286, 287, 288, 356, 396, 408, 419, 423, 424, 426, 429, 432, 456, 457
食（蝕） 085,
飯 446
（飴）→駘
養（癢） 274, 293, 441
餔 105, 356
餘 300, 309, 417
餘（除） 350
（餐）→粲
餅 005
（餟）→叕
餘（粂） 078
饍 363
饍（膳） 361, 368, 371, 382

■ 首部
首 238, 390

【10画】
■ 馬部
馬 027, 145, 221, 468, 471, 473, 474
駘（飴） 384
駱 283, 285
騷（掃） 104

騷（瘙） 430, 431, 436, 439, 440
（驅）→歐
驗 351
驚 050

■ **骨部**
骨 299, 303, 379, 473, 474
體 398
（體）→禮、醴
髕 273

■ **高部**
高 476

■ **髟部**
（髮）→髪
髹 425
髹（漆） 402
（鬚）→須

■ **鬯部**
鬱 354

■ **鬲部**
鬵 005
（鬴）→鋪
鬻（粥） 092, 461

■ **鬼部**
鬼 466
魅 464, 465, 467

【11画】
■ **魚部**
魚 023, 027, 125, 130, 135, 243, 266, 277, 335, 397
鮒 277
鮮 135, 266
鱣 130
鱣（膳） 363

■ **鳥部**
鳥 082, 084, 117, 125, 126
（鵲）→誰
鳳 082, 084

■ **鹵部**
鹽 030, 031, 046, 080, 115, 117, 135, 179, 197

■ **鹿部**
鹿 090, 099
麃 238
麋（糜） 056,
麋（蘼） 076, 287
麄（麤） 201

■ **麥部**
麥 327
𪌉（熬） 321

■ **麻部**
麻 028
麻（磨） 089

【12画】
■ **黃部**
黃 017, 019, 030, 044, 068, 115, 231, 243, 254, 286, 290, 299, 303, 318, 331, 360, 430, 431, 432, 449

■ **黍部**
黍 085, 217, 268, 269, 348, 450
黎（藜） 081, 372, 384, 388, 440, 443

■ **黑部**
黑 025, 189, 221, 287, 466
黔（芩） 019, 044, 290

【13画】
■ **鼎部**
鼎 400

■鼠部

鼠　023，024，241，267，292，371，404，405，421
鼢　023

【14画】

■鼻部

鼻　134，135，424

■齊部

齊　005，435
齊（臍）　071
齊（齋）　344

【15画】

■齒部

齒　134，429
齦　134
齣　056，057，059，064，134，135，385

【16画】

■龍部

龍　182

■龜部

龜　027，274

【記号・その他】

•　021，024，029，033，036，047，055，099，110，116，125，131，188，195，203，205，222，250，252，266，273，275，280，310，313，316，358，381，394，399，423，438，441，452，470，475
⿰氵□　305
⿱⿰扌夕□　414
⿰酉□　060
⿱□口　414
⿰飠□（膳）　367
⿱厤□　060
⿰□卩　085
⿱髟□　364

訳注本・中国本の対経表

本書の原文に付した行番号と『馬王堆漢墓帛書（肆)』（文物出版社、1985年3月）に付された行番号との対照表である。表の中央の列の数字の頭の2桁（例えば「01-022」の「01」）は、『馬王堆漢墓帛書（肆)』で52に分類した病名を数字の連番にして、見出しとして付したものである。

訳注	中国	中国
001	01-001	
002	01-002	
003	01-003	
004	01-004	
005	01-005	
006	01-006	
007	01-007	
008	01-008	
009	01-009	
010	01-010	
011	01-011	
012	01-012	
013	01-013	
014	01-014	
015	01-015	
016	01-016	
017	01-017	
018	01-018	
019	01-019	
020	01-020	
021	01-021	
022	01-022	
023	01-023	
024	01-024	
025	01-025	
026	01-026	
027	01-027	
028	01-028	
029	01-029	
030	02-030	
031	02-031	
032	02-032	
033	02-033	
034	02-034	
035	02-035	
036	02-036	
037	02-037	
038	02-038	
039	02-039	
040	02-040	
041	02-041	
042	02-042	
043	02-043	
044	02-044	
045	03-045	
046	03-046	
047	03-047	
048	04-048	
049	04-049	
050	04-050	
051	05-051	
052	05-052	
053	05-053	
054	05-054	
055	05-055	
056	06-056	
057	06-057	
058	06-058	
059	06-059	
060	06-060	
061	07-061	
062	07-062	

063	07-063	
064	07-064	
065	07-065	
066	08-066	
067	08-067	
068	09-068	
069	09-069	
070	09-070	
071	10-071	
072	10-072	
073	10-073	
074	10-074	
075	10-075	
076	10-076	
077	10-077	
078	11-078	
079	11-079	
080	11-080	
081	11-081	
082	11-082	
083	11-083	
084	11-084	
085	12-085	
086	12-086	
087	13-087	
088	13-088	
089	13-089	
090	13-090	
091	13-091	
092	13-092	
093	13-093	
094	13-094	
095	13-095	
096	13-096	
097	13-097	
098	13-098	
099	13-099	

100	13-100	
101	13-101	
102	14-102	
103	14-103	
104	14-104	
105	14-105	
106	14-106	
107	14-107	
108	14-108	
109	14-109	
110	14-110	
111	14-111	
112	15-112	
113	15-113	
114	15-114	
115	16-115	
116	16-116	
117	16-117	
118	16-118	
119	16-119	
120	16-120	
121	16-121	
122	16-122	
123	16-123	
124	16-124	
125	16-125	
126	16-126	
127	16-127	
128	16-128	
129	16-129	
130	16-130	
131	16-131	
132	17-132	
133	17-133	
134	18-134	
135	18-135	
136	18-136	

137	19-137	
138	20-138	
139	20-139	
140	20-140	
141	20-141	
142	20-142	
143	21-143	残片 01-01
144	21-144	残片 01-02
145	22-145	残片 01-03
146	22-146	残片 01-04
147	22-147	残片 01-05
148	22-148	残片 01-06
149	22-149	残片 01-07
150	23-000	残片 01-08
151	24-000	残片 01-09
152	25-000	残片 01-10
	26-000	
	27-000	
178	28-150	
179	28-151	
180	28-152	
181	28-153	
182	28-154	
183	28-155	
184	28-156	
185	28-157	
186	28-158	
187	28-159	
188	28-160	
189	28-161	
190	28-162	
191	28-163	
192	28-164	
193	28-165	
194	28-166	
195	28-167	
196	28-168	

197	28-169	
198	28-170	
199	28-171	
200	28-172	
201	28-173	
202	28-174	
203	28-175	
204	28-176	
205	28-177	
206	28-178	
207	28-179	
208	28-180	
209	28-181	
210	28-182	
211	28-183	
212	28-184	
213	28-185	
214	28-186	
215	28-187	
216	28-188	
217	28-189	
218	28-190	
219	29-191	
220	30-192	
221	31-193	
222	31-194	
223	32-195	
224	32-196	
225	32-197	
226	32-198	
227	32-199	
228	32-200	
229	32-201	
230	32-202	
231	32-203	
232	32-204	
233	32-205	

234	32-206	
235	32-207	
236	32-208	
237	32-209	
238	32-210	
239	32-211	
240	32-212	
241	32-213	
242	32-214	
243	32-215	
244	32-216	
245	32-217	
246	32-218	
247	32-219	
248	32-220	
249	32-221	
250	32-222	
251	32-223	
252	32-224	
253	32-225	
254	32-226	
255	32-227	
256	32-228	
257	32-229	
258	32-230	
259	32-231	
260	32-232	
261	32-233	
262	32-234	
263	32-235	
264	32-236	
265	33-237	
266	33-238	
267	34-239	
268	34-240	
269	34-241	
270	34-242	

271	34-243	
272	34-244	
273	34-245	
274	34-246	
275	34-247	
276	35-248	
277	35-249	
278	35-250	
279	35-251	
280	35-252	
281	35-253	
282	35-254	
283	35-255	
284	35-256	
285	35-257	
286	35-258	
287	35-259	
288	35-260	
289	35-261	
290	35-262	
291	35-263	
292	35-264	
293	36-265	
294	36-266	
295	36-267	
296	36-268	
297	36-269	
298	36-270	
299	37-271	
300	37-272	
301	37-273	
302	37-274	
303	37-275	
304	37-276	
305	37-277	
306	37-278	
307	37-279	37-278

308	37-280	
309	37-281	
310	37-282	
311	37-283	
312	37-284	
313	37-285	
314	37-286	
315	37-287	37-298
316	37-288	
317	37-289	37-299
318	37-290	37-300
319	37-291	
320	37-292	37-301
321	37-293	37-302
322	37-294	
323	37-295	37-303
324	37-296	
325	37-297	
326	37-298	
	37-299	
	37-300	
	37-301	
	37-302	
	37-303	
327	38-304	
328	38-305	
329	39-306	
330	39-307	
331	39-308	
332	39-309	
333	39-310	
334	39-311	
335	39-312	
336	39-313	
337	39-314	
338	39-315	
339	39-316	

340	39-317	
341	39-318	
342	39-319	
343	39-320	
344	39-321	
	39-322	
345	39-323	39-322
346	39-324	
347	39-325	
348	40-326	
349	40-327	
350	40-328	
351	40-329	
352	41-330	
353	41-331	
354	41-332	
355	41-333	
356	41-334	
357	41-335	
358	41-336	
359	42-337	
360	42-338	
361	42-339	
362	42-340	
363	42-341	
364	42-342	
365	42-343	
366	42-344	
367	42-345	
368	42-346	
369	42-347	
370	42-348	
371	42-349	
372	42-350	
373	42-351	
374	42-352	
375	42-353	

376	42-354	
377	42-355	
378	42-356	
379	42-357	
380	42-358	
381	42-359	
382	42-360	
383	42-361	
384	42-362	
385	43-363	
386	44-364	
387	44-365	
388	44-366	
389	44-367	
390	44-368	
391	44-369	
392	44-370	
393	44-371	
394	44-372	
395	44-373	
396	44-374	
397	44-375	
398	44-376	
399	44-377	
400	44-378	
401	44-379	
402	45-380	
403	45-381	
404	45-382	
405	45-383	
406	45-384	
407	45-385	
408	45-386	
409	45-387	
410	45-388	
411	45-389	
412	46-390	

413	46-391	
414	46-392	
415	46-393	
416	46-394	
417	46-395	
418	46-396	
419	46-397	
420	46-398	
421	46-399	
422	46-400	
423	46-401	
424	46-402	
425	46-403	
426	46-404	
427	46-405	
428	46-406	
429	46-407	
430	47-408	
431	47-409	
432	47-410	
433	47-411	
434	47-412	
435	47-413	
436	47-414	
437	47-415	
438	47-416	
439	47-417	
440	47-418	
441	48-419	
442	48-420	
443	48-421	
444	48-422	
445	48-423	
446	48-424	
447	48-425	
448	48-426	
449	48-427	

450	48-428	
451	48-429	
452	48-430	
453	48-431	
454	48-432	
455	48-433	
456	48-434	
457	49-435	
458	49-436	
459	49-437	
460	49-438	
461	49-439	
462	49-440	
463	49-441	
464	50-442	
465	50-443	
466	50-444	
467	50-445	
468	51-446	
469	51-447	
470	51-448	
471	51-449	
472	51-450	
473	52-451	
474	52-452	
475	52-453	
476	52-454	
477	52-455	
478	52-456	
479	52-457	
480	52-458	
481	52-459	
482	52-460	
483	52-461	
484	52-462	

著者略歴

小曽戸洋（こそと　ひろし）

1950年生まれ。東京薬科大学卒業。日本大学医学部（生化学）にて医学博士。現在、北里研究所東洋医学総合研究所医史学研究部部長。北里研究所教授。日本医史学会常任理事・日本東洋医学会理事。編著書に『和刻漢籍医書集成』（エンタプライズ、1988～1992）、『小品方・黄帝内経明堂古鈔本残巻』（北里研究所東洋医学総合研究所、1992）、『中国医学古典と日本』（塙書房、1996）、『日本漢方典籍辞典』（大修館書店、1999）、『漢方の歴史』（大修館書店、1999）などのほか著書・論文多数。

長谷部英一（はせべ　えいいち）

1963年生まれ。1993年東京大学大学院人文科学研究所博士課程単位取得退学。現在横浜国立大学大学院環境情報研究院准教授。訳書に『中国科学技術史』上下（共訳、東京大学出版会、1997）、論文に「周家台三〇号秦墓竹簡の治療法」（『中国哲学研究』第18号、2003）、「中国における胎教の思想」（『技術マネジメント研究』第4号、2004）、「中国医学における精神と身体」（宮崎かすみ編『差異を生きる』明石書店、2009）などがある。

町泉寿郎（まち　せんじゅろう）

1969年生まれ。1997年二松学舎大学大学院文学研究科博士課程単位取得退学。北里研究所東洋医学綜合研究所医史学研究部主任研究員を経て、現在、二松学舎大学文学部准教授。編著書に『三島中洲の学芸とその生涯』（戸川芳朗編、雄山閣出版、1999）、『（倉石武四郎講義）本邦における支那学の発達』（汲古書院、2007）ほか、論文に「小島宝素・海保漁村の天保十三年の京都訪書行―『経籍訪古志』成立の一過程―」（『東方学』96輯、1998）、「山脇東洋と徂徠学派―『外台秘要方』翻刻をめぐって―」（『日本中国学会報』50集、1998）、「医学館の学問形成（一）（二）（三）」（『日本医史学雑誌』45巻3号・4号、46巻1号、1999～2000）などがある。

馬王堆《まおうたい》出土《しゅつど》文献《ぶんけん》訳注《やくちゅう》叢書《そうしょ》　五十二病方《ごじゅうにびょうほう》

二〇〇七年七月二〇日　初版第一刷発行
二〇一〇年六月一〇日　初版第二刷発行

著　者●小曽戸洋・長谷部英一・町泉寿郎
編　者●馬王堆出土文献訳注叢書編集委員会
発行者●山田真史
発行所●株式会社東方書店
東京都千代田区神田神保町一―三　〒一〇一―〇〇五一
電話〇三―三二九四―一〇〇一
営業電話〇三―三九三七―〇三〇〇
振替〇〇一四〇―四―一〇〇一
装　幀●戸田ツトム
印　刷●株式会社フクイン
製　本●協栄製本

ISBN 978-4-497-20709-8 C3047

中国古代文化研究の新しい地平を切り拓く新シリーズ！

馬王堆出土文献訳注叢書

馬王堆出土文献訳注叢書編集委員会…池田知久／江村治樹／工藤元男／鶴間和幸／平勢隆郎

A５判　上製カバー装

内容紹介

◆老子　『老子』甲本・乙本　**池田知久**　**定価六七二〇円（本体六四〇〇円）** *ISBN978-4-497-20605-3*

現在のテキスト（王弼本）の直接の原型と見なされている馬王堆出土の『老子』二種を訓読し、甲本には注釈・現代語訳を施す。「黄老の学」の淵源を探求し、中国古代哲学研究の新たな地平を拓く一冊。

◆五行・九主・明君・徳聖　老子甲本巻後佚書　**齋木哲郎**　**定価四八三〇円（本体四六〇〇円）** *978-4-497-20713-5*

『五行』は『荀子』に伝えられている子思・孟子が唱えた五行説を記した書物。近年に至るまで不明だったその実体が蘇る。他三篇の古佚書も、孟子以後の儒者の活動や儒家思想の展開を知る上では欠くことができない。

黄帝四経　『老子』乙本巻前佚書（『経法』『十六経』『称』『道原』）　**廣瀬薫雄**

『黄帝四経』とは、『老子』乙本とともに記されていた『経法』『十六経』『称』『道原』という四篇の書物の総称。いずれも戦国時代から漢代にかけて多くの統治者が実際の統治に用いた黄老思想の内容を伝える古佚書。

周易経伝　『六十四卦』『二三子問』『繫辞』『易之義』『要』『繆和』『昭力』　**近藤浩之・李承律**

馬王堆帛書『周易経伝』全七篇の訳注。今本とは卦序も異なる経部分（『六十四卦』）の現代語訳は、伝部分（後の六篇）の易説および『日書』などの占術資料に基づき、前漢以前の『易』解釈の実態を明らかにする。

◆**春秋事語**『春秋事語』　野間文史　定価三九九〇円（本体三八〇〇円）*ISBN978-4-497-20703-6*

春秋時代の史実を記した全一六章の説話集。『左伝』と内容が重なる章もあるが、『左伝』などが伝えない批評者言を追記することを特徴とする。闕文は多いものの、先秦の書物の伝承の実態が窺える貴重な史料。

戦国縦横家書『戦国縦横家書』　大西克也・大櫛敦弘

戦国時代の書簡や故事など、二七篇からなる。そこには『史記』や『戦国策』といった既存の史料には見られない記事も多く含まれており、従来とはまたひと味違った戦国時代の諸相が示されている。

足臂十一脈灸経他『足臂十一脈灸経』『脈法』『陰陽脈死候』『陰陽十一脈灸経』甲本・乙本　林克・浦山きか

中国思想史上の中心的概念である人体の「気」は、伝統医学における最重要の概念である。「気」と「脈」の始原の姿を記す諸篇を収録した本訳注は、文字の全面的な見直しから始め、多くの箇所で新たな見解を示す。

◆**五十二病方**『五十二病方』小曽戸洋・長谷部英一・町泉寿郎　定価五〇四〇円（本体四八〇〇円）*ISBN978-4-497-20709-8*

『五十二病方』は帛書二五頁分に古隷で書かれた医方書で、現存字数は一万字弱。五二種の病気に対し二七〇余の治療法を掲載する。本訳注では、執筆者らの新知見による斬新な研究成果を示す。

却穀食気・導引図他『却穀食気』『導引図』『養生方』『雑療方』　坂内栄夫・白杉悦雄

体内の気を純化する神仙技法の書（『却穀食気』）、先秦時代より長生の術として伝えられる導引の図（『導引図』）、補益・強壮を始めとして多方面にわたる養生のための処方集（『養生方』『雑療方』）を収める。

胎産書・十問他『胎産書』『十問』『合陰陽』『雑禁方』『天下至道談』　大形徹

『胎産書』は胎教や胞衣の処理などに関する書。人字図・南方禹蔵図も解説。『十問』『合陰陽』『天下至道談』は房中術の書。『十問』は理論を、後二者は具体的な技術を記す。『雑禁方』はさまざまな呪術の書。

◆既刊